Hellweg
Lux-Wellenhof
Bühler

Tinnitus-
Retraining-Therapie

Dr. med. Christian Hellweg

Gabriele Lux-Wellenhof

Petra Bühler

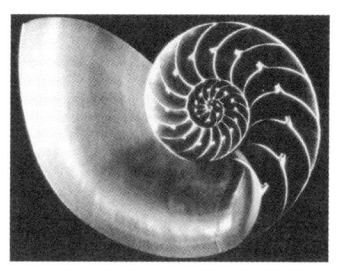

Tinnitus-Retraining-Therapie (TRT)

Die neue, erfolgreiche

Behandlungsmethode

bei Ohrgeräuschen

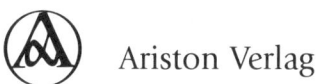 Ariston Verlag

Die Deutsche Bibliothek – CIP-Einheitsaufnahme

Hellweg, Christian:
Tinnitus-Retraining-Therapie (TRT): Die neue, erfolgreiche Behandlungsmethode bei Ohrgeräuschen / Christian Hellweg, Gabriele Lux-Wellenhof, Petra Bühler. – 1. Aufl. – Kreuzlingen; München: Ariston Verlag, 1998
ISBN 3-7205-2003-X
NE: Lux-Wellenhof, Gabriele; Bühler, Petra

Die Angaben zu Diagnose und Therapie sind sorgfältig geprüft und entsprechen dem Wissen und der Erfahrung der Autoren. Dennoch werden die Leser dringend ersucht, im Bedarfsfall individuell fachlichen Rat einzuholen.
Die etwaige Wiedergabe von Gebrauchs- und Handelsnamen, Warenbezeichnungen und dergleichen in diesem Buch berechtigt nicht zu der Annahme, daß diese ohne weiteres von jedermann benutzt werden dürfen; gesetzlich geschützte, eingetragene Warenzeichen sind ggf. nicht eigens als solche gekennzeichnet.

Einbandgestaltung: Schindler, Parent & Cie., Meersburg
Foto auf Einband und Haupttitelblatt: G+J Fotoservice / Photonica
Redaktion, Satz und Layout: Impressum GmbH, Dachau
Druck: Graphischer Großbetrieb Pößneck

ISBN 3-7205-2003-X

Die beste Arznei

für den Menschen

ist der Mensch

Paracelsus

Wir bedanken uns
bei unseren Familien
für die Geduld
und Rücksichtnahme
während der Arbeit
an diesem Buch

Die Autoren

Inhaltsverzeichnis

Geleitwort

Die Tinnitus-Retraining-Therapie (TRT) nach Hazell/Jastreboff hat sich im Laufe der letzten zehn Jahre entwickelt. Es handelt sich hierbei um die rationalisierte, kombinierte und erweiterte Anwendung verschiedener bereits bekannter Methoden, wie sie in Großbritannien, den USA, Schweden, Deutschland und anderen Ländern schon länger in der Behandlung von Ohrgeräuschen praktiziert werden. Die TRT hat beispielsweise viel gemeinsam mit dem ganzheitlichen Ansatz und der speziellen psychologischen Beratung, die Dr. Gerhard Goebel und andere in Deutschland mit großem Erfolg eingeführt haben.

Die zur Beratung gehörenden Komponenten der TRT sind unverzichtbar. Denn die Mechanismen, die den Tinnitus-Streß auslösen und verschärfen, sind zum Großteil psychologischer und neurophysiologischer Art. Und als solche sind sie grundsätzlich reversibel, also einer Heilung zugänglich. Mißverständnisse über den Tinnitus, die Angst und die Anspannung, die er hervorruft, verschlimmern ihn. Eine Verschlimmerung vermehrt wiederum die Ängste – und so weiter.

Um aus diesem Teufelskreis herauszukommen, bedarf der Betroffene gründlicher Aufklärung über Entstehung und Wesen seines Tinnitus. Er muß wissen, daß Angst, pessimistische Erwartung und Anspannung ihn steigern. Und er muß wissen, daß und wie der Tinnitus gemildert werden kann: zum einen durch Information und Ermutigung, durch entspannende und kognitive Therapien; auch Ablenkung und Aufmerksamkeitsumlenkung helfen, ebenso wie etwa Hypnotherapie, Biofeedback und andere sanfte Methoden der alternativen Medizin.

Der andere wichtige Teil der Therapie ist das Anheben der Geräuschkulisse. Je ruhiger nämlich die Umgebung ist, desto mehr versucht das Gehirn, die verminderte Außengeräusch-Wahrnehmung des gestörten Ohres auszugleichen. Hierzu erhöht es die Sensibilität dieses Ohres – und der Tinnitus wird lauter. Zudem werden dann oft auch Außengeräusche übermäßig laut wahrgenommen, das heißt, es kommt zu einer sogenannten Hyperakusis.

Es ist also sehr hilfreich, Stille durch sanfte Gehörstimulation zu ersetzen. Hierzu kann man Umgebungsgeräusche und/oder Hörgeräte und/oder Geräuschgeneratoren (WNGs) einsetzen. Die Geräte tragen nicht zuletzt dazu bei, die Anspannung beim Hören zu vermindern und Überanstrengung zu vermeiden. Die Abkürzung »WNG«, ursprünglich für »white noise generator«, löst man heute meines Erachtens besser auf mit »wearable noise generator« (»tragbarer Geräuschgenerator«). Hierdurch werden die geräuscherzeugenden Geräte und ihr so großer Nutzen wohl am zutreffendsten bezeichnet.

Diese prothetischen Komponenten der TRT können die Betroffenen oft besser verstehen und leichter akzeptieren als die psychologischen Komponenten. Der therapeutische Effekt der Geräte liegt freilich nicht nur in ihrer eigentlichen Funktion. Die notwendige Kontrolle und Betreuung schafft auch wiederholte Gelegenheit zu weiterer Beratung, Begleitung und Ermutigung.

Die TRT bringt große Erleichterung nicht nur den vielen, die an Tinnitus leiden, sondern auch ihren Ärzten, Therapeuten und Hörakustikern. Denn endlich können sie den Betroffenen etwas wirklich Positives anbieten, nämlich dauerhafte Hilfe.

Wissenschaftliche Veröffentlichungen zur TRT kommen bisher überwiegend aus Großbritannien und den USA, wo auch die meisten Schulungen für diese Therapie stattfinden. Um so erfreulicher ist es, daß dieses Buch in deutscher Sprache erscheint. Es bleibt zu hoffen, daß es der TRT zu größerer Verbreitung in den deutschsprachigen Ländern verhilft.

Ich gratuliere den Autoren zu diesem Buch und wünsche ihnen viel Erfolg.

Prof. Dr. Ross Coles
MRC Institute of Hearing Research
Nottingham, UK

Einleitung

Etwa acht Millionen Bundesbürger kennen sie, und rund zwei Millionen von ihnen leiden darunter: Ohrgeräusche, auch Tinnitus genannt. Viele von ihnen nehmen die »Qual im Ohr« in solcher Intensität wahr, daß sie kein »normales« privates und berufliches Leben mehr führen können. Alle Altersgruppen sind betroffen: So sind über fünf Prozent derer, die an Tinnitus leiden, zwischen zwanzig und dreißig Jahre alt, andererseits etwa ebenso viele über siebzig; die weitaus meisten Betroffenen finden sich unter den Vierzig- bis Sechzigjährigen (Abb. 1, Seite 17).

Die Pein ist für die Patienten um so schlimmer, als die Menschen um sie herum sich ihr Leiden meist nicht vorstellen können. Weder die traditionelle noch die alternative Medizin konnte bisher ein wirksames Mittel gegen chronischen Tinnitus anbieten. »Sie müssen damit leben«, lautet das für die Patienten vernichtende Urteil. Was das bedeutet, können die Verfasser teilweise aus eigener schmerzlicher Erfahrung nachvollziehen.

Gerade an die »hoffnungslosen« Patienten wendet sich die neue, interdisziplinäre Tinnitus-Retraining-Therapie (TRT) nach Hazell/Jastreboff.[1] Es handelt sich dabei um eine schulmedizinische und universitäre Therapieform, die in England und in den USA schon seit einigen Jahren erfolgreich einge-

---

1   Zur Begriffsklärung: Die *TRT nach Hazell/Jastreboff* basiert auf dem neurophysiologischen *Modell nach Jastreboff/Langner.*

setzt wird. Verschiedene einzelne Therapieansätze, die zum Teil auch schon in Deutschland praktiziert wurden, werden in der TRT modifiziert und integriert. Mit der ambulanten, auf ein bis zwei Jahre anzulegenden Behandlungsmethode konnten bisher bemerkenswerte Erfolge erzielt werden. Bereits nach sechs Monaten Therapie geben bis zu siebzig Prozent der Patienten an, daß ihr Leiden sich gebessert habe; dreißig Prozent sind so weit wiederhergestellt, daß sie am täglichen Leben normal teilhaben können.

In diesem Buch haben die Autoren ihre in einem Jahr gesammelten eigenen Erfahrungen mit der TRT zusammengefaßt. Die Ausbildung und die Kenntnisse haben sie sich in Großbritannien bei Professor Coles sowie besonders bei Professor Jastreboff in Baltimore, USA, durch Teilnahme an speziellen Kursen und Hospitation an den dortigen Kliniken angeeignet. Besonders die offene, wissenschaftliche Atmosphäre in der Arbeitsgruppe um Jastreboff kann als beispielhaft gelten. Die Autoren möchten daher ausdrücklich darauf hinweisen, daß sie in diesem Buch zwar aus eigener Erfahrung berichten; die wissenschaftlichen Grundlagen und Methoden aber, mit denen sie arbeiten und auf die hier Bezug genommen wird, wurden im wesentlichen von Jastreboff und seiner Arbeitsgruppe in Baltimore entwickelt. Das neurophysiologische Tinnitus-Modell wurde uns von Professor Langner, dem Direktor des Zoologischen Instituts in Darmstadt, und seiner Arbeitsgruppe zur Verfügung gestellt. Hilfe und Rat bekamen wir bei wissenschaftlichen Fragen stets von Professor Klinke, dem Direktor des Physiologischen Instituts der Universität Frankfurt.

In diesem Zusammenhang ist anzumerken, daß es sich bei der TRT um kein international standardisiertes Verfahren handelt. Die Methode ist ja auch schwer zu schützen oder zu patentieren. Zwar verfolgen weltweit alle TRT-Vertreter das Ziel der sogenannten Habituation, die auf dem neurophysiologischen Modell nach Jastreboff/Langner basiert und an anderer Stelle noch ausführlicher erläutert wird (siehe Seite 58 ff). Gemeinsam ist auch der Einsatz des Sanus-Noisers (eines speziellen Geräuschgenerators, siehe Seite 85 ff) unter eingehender Beratung und Kontrolle eines Hals-Nasen-Ohren-Facharztes und eines Hörakustikers. Hinsichtlich der psychotherapeutischen Betreuung aber gibt es Unterschiede, die mitbedingt sind durch die unterschiedlichen nationalen Gesundheitssysteme, aber auch durch individuelle Erfahrungen der TRT-Teams sowie durch deren Patientenstruktur. So bleibt in den USA bei Jastreboff sowie in Großbritannien bei Coles,

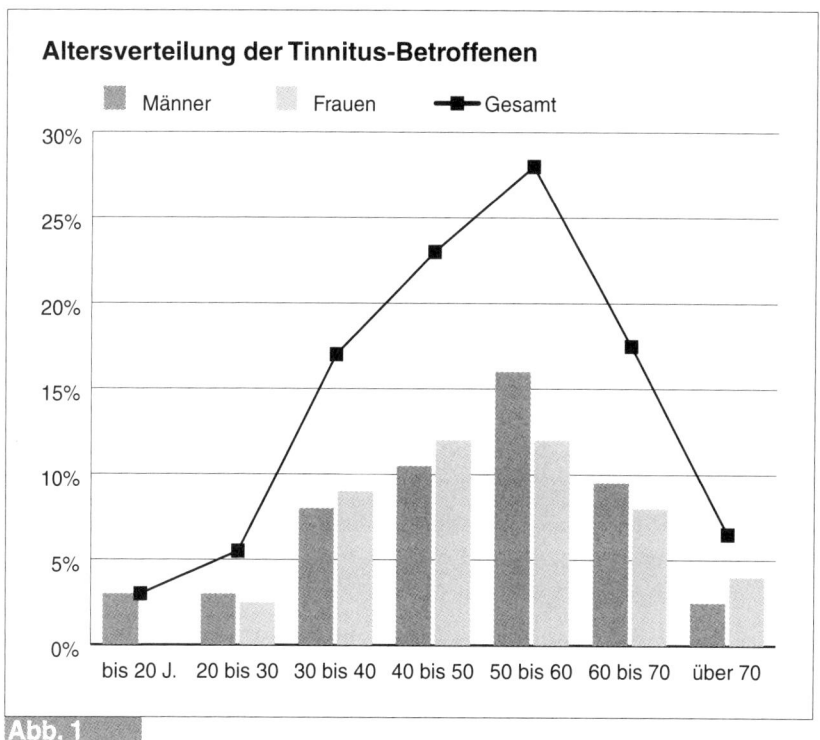

Abb. 1

bedingt durch das System des National Health Service, die psychologische Begleitung stark im Hintergrund. In der Schweiz bei Kellerhals/Zogg arbeitet man dagegen intensiv mit Körpertherapien.

Eine wichtige Besonderheit des Frankfurter Teams gegenüber internationalen Vorbildern ist es, daß hier ausschließlich ambulant gearbeitet wird. Die Patienten können auf diese Weise mit Problemen oder Fragen immer wieder vorbeikommen. Sie lernen von Anfang an, die TRT in ihren Alltag zu integrieren. Auch wird der psychotherapeutischen Betreuung – etwa durch Entspannungstraining und Hypnose – mehr Bedeutung zugemessen. Wobei zu betonen ist, daß es sich dabei um eine »Psychotherapie für Gesunde« handelt. Die meisten Techniken und Übungen können in kurzer Zeit erlernt und dann selbständig zu Hause praktiziert werden. Eine kleine Auswahl von praktischen Übungen, die für alle aktiven Tinnitus-Patienten hilfreich sein können, haben wir in einem gesonderten Teil zusammengestellt.

Mit diesem ersten deutschsprachigen Buch über die TRT möchten die Autoren dazu beitragen, daß sich auch in unserem Sprachgebiet möglichst schnell viele TRT-Teams, bestehend aus HNO-Facharzt, Psychologe und Hörakustiker, zusammenfinden und den von chronischem Tinnitus Betroffenen diesen aktiven Weg aus ihrem Leiden zeigen können. Ziel ist, daß in möglichst vielen, auch in bisher als hoffnungslos geltenden Fällen geholfen wird. Da potentielle Tinnitus-Ursachen sowie herkömmliche Therapieformen auch in populärmedizinischen Veröffentlichungen bereits vielfach dargestellt worden sind, werden sie hier nur relativ kurz behandelt.

Im Mittelpunkt stehen die TRT und das Zusammenwirken der drei Spezialisten: HNO-Facharzt, Psychologe und Hörakustiker.

Unser Buch will die Tinnitus-Betroffenen ermutigen, sich durch einen sogenannten Habituationsprozeß aus dem Tinnitus-Teufelskreis zu befreien. Viele haben diesen bereits zu einem »Engelskreis« umgewandelt, indem sie einen Weg gefunden haben, Stille wieder ertragen, ja genießen zu können. Und mehr noch – heute leben sie mitunter bewußter als vor dem Ausbruch der Krankheit.

Unser besonderer Dank gilt der Deutschen Tinnitus-Liga, insbesondere dem Ehepaar Knör, das durch seine stete Begleitung und Hilfsbereitschaft dieses Buch erst ermöglicht hat. Ebenso möchten wir uns bei Professor Coles, Professor Langner und seinem Team sowie bei Professor Jastreboff bedanken, von dem wir sehr viel gelernt haben und der uns stets ein Vorbild ist.

Dr. med. Christian Hellweg
Gabriele Lux-Wellenhof
Petra Bühler

Tinnitus –
eine Zeitkrankheit?

Ohrgeräusche seit Menschengedenken

Hörsturz, Ohrgeräusche, Geräuschüberempfindlichkeit – Tinnitus als Krankheitsbild, oft in Begleitung von Hyperakusis oder Hörverlust, ist in den letzten Jahren immer mehr ins Bewußtsein der Öffentlichkeit gerückt. Fast könnte man meinen, das »Klingeln im Ohr« sei eine Zeiterscheinung, die auf die Hektik unserer geräuschvollen Epoche zurückzuführen sei. Ein Blick in die Geschichte belehrt uns eines Besseren. Bereits vor Tausenden von Jahren wurden Menschen von dem Lärm im Kopf gequält, und sie versuchten auf manchmal skurrile Weise, der Krankheit beizukommen.

Die ostindischen Annamiten (die heutigen Vietnamesen) im 15. Jahrhundert beispielsweise glaubten, das Ohr des Menschen werde von einem kleinen Tier bewohnt. Kämpft dieses Tierchen nun mit anderen oder fühlt es sich durch einen Eindringling belästigt, macht es Krach, der vom Menschen als Ohrgeräusch wahrgenommen wird. Diesen Störungen versuchte man durch Ausräucherung beizukommen, wozu die Häute ungiftiger Schlangen verbrannt wurden.

Ein anderes Rezept gegen ein »verhextes Ohr« wird in einem ägyptischen Papyrus aus der Zeit der 17. Dynastie (etwa 1600 vor Christus) empfohlen: das Einträufeln von Behen-Öl (aus der Behennuß, der ölhaltigen Frucht eines afrikanischen Baumes), rotem Ocker und zwei weiteren, unbekannten Substanzen in das Ohr. Ein anderer Papyrus (etwa 200 vor Christus) empfiehlt gegen »Brummen im Ohr«, über einen hohlen Schilfstengel frisches Rosenöl in das Ohr zu flößen.

Der griechische Gelehrte Aristoteles (384 bis 322 vor Christus) beschäftigte sich als Betroffener mit Ohrgeräuschen und kann gewissermaßen als erster Theoretiker der Geräuschtherapie gelten. Er schreibt: »Wie kommt es, daß das Dröhnen in den Ohren aufhört, wenn man Lärm macht? Ist es so, weil ein größerer Lärm den kleineren vertreibt?«

Von einem interessanten Aberglauben, der sich als sehr langlebig erwiesen hat, berichtet Plinius der Ältere im 1. Jahrhundert nach Christus in seiner »Naturgeschichte«: Nicht anwesende Personen könnten am Klingeln in ihren Ohren merken, wenn man über sie spreche. Therapie wäre nach dieser Theorie zwecklos.

Im Mittelalter wurden Stimmungen und Dämpfe für Ohrgeräusche verantwortlich gemacht. Sie wurden als Anzeichen eines allgemeinen Krankheitszustandes verstanden, wie zum Beispiel Fieber, oder aber als Vorboten eines Kollapses. Paracelsus (1493 bis 1541) bringt Tinnitus bereits mit einem akustischen Trauma in Zusammenhang, ausgelöst beispielsweise durch das Donnern von Gewehren, Glockengeläut oder den Lärm einer Mühle.

»Culpeper's Herbal«, ein englisches Kräuterbuch aus dem 17. Jahrhundert, nennt gegen Ohrgeräusche verschiedene Kuren: Rote-Bete-Saft, in die Nasenlöcher getropft, soll den Kopf reinigen und so der Pein abhelfen. Heiße Dämpfe eines Ysop-Suds, mittels eines Trichters ins Ohr geführt, lindern, wie es heißt, Entzündungen und singende Geräusche darin. Eine ähnliche Wirkung wird dem Saft von wildem Majoran zugeschrieben, wenn man ihn in die Ohren tropft.

Weniger als Krankheit denn als Gnade werden Ohrgeräusche in Mystik und Esoterik empfunden. In der indischen Kundalini-Lehre geht man davon aus, daß die Schlangenkraft, die Lebensenergie, die dem Schüler mentale und physische Erleuchtung bringt, am Ende der Wirbelsäule ruht. Bei ihrem Erwachen schnellt sie empor und löst akustische Erscheinungen aus. Untrügliche Zeichen für diese aufsteigende Kraft sind demnach Grillengezirp und Bienengesumm im Kopf. Den »göttlichen Klangstrom« wahrnehmen zu können gilt als höchstes Ziel der Meditation.

In verschiedenen Regionen Asiens betrachtet man ein hohes, knisterndes Ohrgeräusch als ein Zeichen dafür, daß im Körper Fenster zur spirituellen Welt geöffnet werden, die zur weiteren geistigen Entwicklung führen. Diese Art von Tinnitus tritt angeblich nur in Schüben auf und verschwindet dann wieder.

Ein länger anhaltendes Ohrgeräusch wird in Asien mancherorts auch mit unbewältigten Belastungen aus einem früheren oder aus dem gegenwärtigen Leben in Verbindung gebracht. Der Tinnitus wird hiernach nicht als eine »zufällige« Erscheinung angesehen, sondern als Hinweis darauf, daß bestimmte belastende Lebensmuster geändert werden sollten. Um wieder ins innere Gleichgewicht zu kommen, helfe es, so meint man, in sich hineinzuhören, die eigenen Vorstellungen und Wünsche wieder wahrzunehmen und in sein Leben zu integrieren. Vielfach werden bei quälenden Ohrgeräuschen Heiler aufgesucht, die mit Gebeten versuchen, die negativen Lebensstrukturen zu durchbrechen.

Berühmte Leidensgenossen

Zahlreiche Künstler und andere bekannte Persönlichkeiten haben an Tinnitus gelitten und ihm mit ihren Mitteln Ausdruck verliehen.

Die große griechische Dichterin Sappho beispielsweise ist eine von ihnen. Sie lebte im 7. Jahrhundert vor Christus auf der Insel Lesbos und gründete dort eine Schule für junge Damen, die sie in Poesie, Tanz und Musik unterrichtete. Einer ihrer Schülerinnen mit dem Namen Atthis war sie besonders zugetan. Als diese einen Mann kennen- und liebenlernte, wurde Sappho außerordentlich eifersüchtig. Sie schrieb die Verse: »... meine Ohren mit dumpfem Murmeln klangen. / Ich fiel in Ohnmacht, sank und starb dahin.« – Tinnitus als Symptom nervöser Emotionen.

Auch der Reformator Martin Luther (1483 bis 1546) wurde von Tinnitus geplagt. Sein Leiden begann, seinen Aufzeichnungen nach, am 15. Juli 1527. Er verspürte ein Geräusch im linken Ohr, das er wie eine stürmische Brandung beschreibt. Es breitete sich im Inneren seines Kopfes aus und führte zu einer kurzen Ohnmacht. Bis zu seinem Tod litt er immer wieder an solchen Attacken – vermutlich also an der Ménière-Krankheit. Der Tinnitus blieb permanent und war später mit Taubheit verbunden.

Der Dichter, Philosoph und Komponist Jean-Jacques Rousseau (1712 bis 1778) erlebte den Anfang seines Tinnitus-

Leidens ganz ähnlich: »... Ich kann es nur als eine Art Sturm bezeichnen, was meine Glieder ergriff ... Ein großes Summen der Ohren begann damit, und dieser Lärm war dreifach und später vierfach ... Ein tiefes, hohles Summen, ein Murmeln, klarer als das Rinnen des Wassers, ein hohes Klingeln ...«, so schreibt er in seiner Autobiographie. Es handelte sich bei Rousseau um einen plötzlichen Hörsturz mit massivem Tinnitus; überdies blieb er zeitlebens schwerhörig.

Ludwig van Beethoven (1770 bis 1827) war erst 28 Jahre alt, als er das erste Mal eine Hörstörung bemerkte. In einem Brief an einen Freund schreibt er dann 1801: »Meine Ohren summen und dröhnen tagsüber und nachts.« Später klagt er: »Ich kann sagen, ich bringe mein Leben elend zu, seit zwei Jahren fast meide ich alle Gesellschaften, weil's mir nicht möglich ist, den Leuten zu sagen: Ich bin taub.«

Ein anderer Komponist war ebenfalls mit Ohrgeräuschen und Taubheit geschlagen – als Begleiterscheinung einer Lues-Erkrankung (Syphilis). Bei Friedrich Smetana (1824 bis 1884) setzte die Krankheit 1874 ein, als Summen und Klingeln, »so als stände ich bei einem riesigen Wasserfall«. Das Finale seines Ersten Streichquartetts in e-Moll zeugt angeblich davon: Das viermal gestrichene E der ersten Geige durchzieht die gesamte Passage. In einem Brief an den Violinisten August Krömpel in Weimar beschreibt er seinen Tinnitus in musikalischer Fachsprache: »Ich habe den Beginn meiner Krankheit schildern zu müssen geglaubt und es auf die Art darzustellen gesucht, wie es im Finale des Quartettes mit dem 4mal gestrichenen E der ersten Violine geschieht. Ich wurde nämlich vor Eintritt der völligen Taubheit viele Wochen lang zuvor immer des Abends zwischen 6 und 7 Uhr durch den starken Pfiff des As-Dur-Sext-Akkordes as es c in höchster Piccolo-Lage verfolgt, eine halbe, oft die ganze Stunde lang ununterbrochen, ohne daß ich mich davon in irgendeiner Weise hätte befreien können. Dies geschah regelmäßig täglich, gleichsam als warnender Mahnruf für die Zukunft.«[1]

Auch im Bereich der bildenden Kunst gibt es Werke, die mit einem Tinnitus-Leiden des Künstlers in Verbindung gebracht werden, so beispielsweise die düsteren, nach 1793 entstandenen Phantasiebilder des spanischen Malers Francisco Goya (1746 bis 1828). Im Alter von 46 Jahren befiel ihn eine mysteriöse Krankheit: Lähmungserscheinungen, Visionen, Gleichgewichtsstörungen, Ohrgeräusche und Taubheit. Während die erstgenannten Symptome nach einiger Zeit wieder verschwanden, blieben Tinnitus und Taubheit für den Rest seines Lebens. Man vermutet eine Bleivergiftung, da Goya Bleicarbonat (»Bleiweiß«) als weißes Farbpigment bevorzugte.

Bei Vincent van Gogh (1853 bis 1890) wurde längere Zeit vermutet, daß seine Halluzinationen sowie die daraus resultierende Selbstverstümmelung am Ohr auf ein Tinnitus-Leiden zurückzuführen seien. In einem eindrucksvollen Selbstporträt mit Kopfverband hat er seinen Zustand der Nachwelt überliefert. Aus heutiger Sicht läßt sich jedoch sagen, daß er nicht an Tinnitus litt.

Die Liste bekannter Betroffener, einschlägiger Vorkommnisse und Vermutungen sowie mehr oder weniger kurioser Heilungsversuche ließe sich noch lange fortsetzen. Aber bereits die angeführten Beispiele reichen aus, um zu zeigen, daß Tinnitus ein Leiden ist, das die Menschen schon seit Urzeiten befällt, dessen Ursachen sehr komplex sein können und dem sie bis in die Gegenwart oft hilflos ausgeliefert sind.

---

1   Nach: Harald Feldmann (Hg.), Tinnitus, Stuttgart 1992.

Zum heutigen Wissensstand

Was ist Tinnitus, was ist Hyperakusis?

Ohrgeräusche werden in der medizinischen Fachsprache als *Tinnitus* bezeichnet. Der Begriff leitet sich ab von dem lateinischen Wort »tinnire« (»klingeln«, »laut singen«). Manchmal wird noch unterschieden zwischen *Tinnitus aurium* (Geräusch der Ohren) und *Tinnitus cerebri* (Geräusch des Gehirns). Der erstgenannte Begriff bezeichnet die Empfindung unterschiedlichster Geräusche in einem Ohr oder in beiden Ohren, der zweitgenannte umfaßt alle Geräusche, die nicht im Ohr, sondern als aus dem Kopf kommend empfunden werden.

Die Geräuscharten können sehr vielfältig sein, wie den Beschreibungen von Betroffenen zu entnehmen ist. Manche vergleichen ihren Tinnitus mit dem Summen einer Hochspannungsleitung, andere vernehmen das Rauschen eines Wasserfalls oder das Zirpen einer Grille; auch Hubschraubergeräusche oder Motorenbrummen werden genannt. Die Lautstärke des Tinnitus kann ebenfalls individuell ganz verschieden empfunden werden. In manchen Fällen wechselt die Lautstärke tage- oder sogar stundenweise. Sie ist jedoch nicht immer ausschlaggebend für den Grad der Belästigung. Dieser ist auch stark abhängig von der Umgebung, in der man lebt und arbeitet. In ruhigem Umfeld ist die Wahrscheinlichkeit sehr viel größer, daß Menschen sich von ihren Ohrgeräuschen gestört fühlen. Manche belästigt der Tinnitus mehr beim Einschlafen, andere stört er vor allem beim Aufwachen. Manche quält er Tag und Nacht. In jedem Fall kann dadurch die Konzentrationsfähigkeit stark herabgesetzt und die seelisch-geistige Verfassung erheblich beeinträchtigt werden.

Tinnitus kann allein, aber auch zusätzlich zu *Schwerhörigkeit* auftreten. In manchen Fällen begleiten Ohrgeräusche eine *Hyperakusis.* Diese gibt es, wie die Schwerhörigkeit, auch als eigenständige Erkrankung, also auch ohne Tinnitus. Bei Hyperakusis werden bereits Umweltgeräusche von geringer Lautstärke, wie zum Beispiel menschliche Stimmen, als außerordentlich belastend empfunden. Die Betroffenen sind häufig nicht mehr in der Lage, ein normales gesellschaftliches und berufliches Leben zu führen. Sie müssen krank geschrieben werden oder sind zumindest nur beschränkt arbeitsfähig. Sie verlassen unter Umständen nicht mehr das Haus. Dusche und Waschbecken müssen mit Handtüchern schallgedämpft werden, Teller mit Stoff unterlegt. Zu Autofahrten sind Hyperakusis-Betroffene meist nicht mehr fähig.

In einer Schweizer Umfrage[1] gaben 74 Prozent aller befragten Tinnitus-Patienten Hyperakusis als Begleiterscheinung an. Von den in Frankfurt behandelten Tinnitus-Patienten hatten 38 Prozent Hyperakusis. Dieses gemeinsame Auftreten hängt damit zusammen, daß bei Innenohrschäden der Lautstärkebereich, der zwischen Hörschwelle und Unbehaglichkeitsgrenze liegt (»Dynamikbereich«), eingeengt ist. Bei Hyperakusis ist die Unbehaglichkeitsgrenze noch zusätzlich abgesenkt.

Mit der Hyperakusis nicht zu verwechseln ist die *Phonophobie,* die psychotische Angst vor Geräuschen.

---

1   Vgl. Bernhard Kellerhals / Regula Zogg, Tinnitus-Hilfe, Freiburg und Basel 2. Aufl. 1997.

Tinnitus ist nach der medizinischen Definition keine eigenständige Erkrankung, sondern Symptom einer Funktionsstörung des Hörsystems, wobei der Störung die unterschiedlichsten Entstehungsursachen und -orte zugrunde liegen können. Tinnitus kann prinzipiell bei jeder Erkrankung des Ohres und mit jeder Form einer Hörminderung beziehungsweise eines übersteigerten Hörens auftreten.

Ursachen des Tinnitus

Im allgemeinen unterscheidet man zwei Formen des Tinnitus, die auch auf unterschiedliche Ursachenfelder zurückgeführt werden:

- Von *objektiven Ohrgeräuschen* spricht man, wenn physikalische und damit meßbare, objektive Schwingungen im Spiel sind. Sie können auch von einem externen Beobachter wahrgenommen werden. Verursacht werden sie zum einen durch anatomische Veränderungen in den großen Blutgefäßen des Kopfes und des Halses, zum anderen durch krampfartige Zuckungen der Muskeln des Mittelohres oder des Gaumens. Der objektive Tinnitus kann in den meisten Fällen vom Arzt über ein Stethoskop oder einen Hörschlauch mitgehört werden.
- *Subjektive Ohrgeräusche* treten nur in der Wahrnehmung des Betroffenen, also subjektiv in Erscheinung, sie können von einem anderen nicht wahrgenommen werden und sind auch nicht mit physikalischen Mitteln meßbar.

Bei vielen Betroffenen beginnen Ohrgeräusch und Hyperakusis mit einem *Hörsturz*. So wird eine plötzlich eintretende Innenohrschwerhörigkeit bezeichnet. Bis heute ist die Entstehung dieses Phänomens noch nicht vollständig geklärt. Der plötzliche Hörverlust auf einem Ohr kann entweder nur bestimmte Frequenzen betreffen oder bis zur vollständigen Taubheit reichen. Man vermutet als Ursachen akute Durchblutungsstörungen, aber auch Virusinfekte, Störungen der Immunabwehr beziehungsweise der Nervenbahnen des Innenohres.

Beim *Knalltrauma*, dem plötzlichen und akuten Einwirken eines großen Schalldrucks auf das Ohr, kommt es zu einer Schädigung des Innenohrs mit anschließendem Funktionsausfall der Haarzellen im Cortischen Organ und, daraus folgend, zu Ohrgeräuschen. In der Regel ist dieser Funktionsausfall erholungsfähig, das Organ reagiert zum Beispiel auf ein sofortiges Einatmen von Sauerstoff in einer Druckkammer (HBO-Therapie).

Die *Lärmschwerhörigkeit* wird verursacht durch ein ständig einwirkendes, lautes Geräusch in der Umgebung, etwa am Arbeitsplatz, das die Haarzellen im Cortischen Organ immer wieder überreizt und damit schädigt. Trotz der Lärmexposition beider Ohren tritt oft nur ein einseitiger Tinnitus auf. Ein Ohrgeräusch muß jedoch nicht zwangsläufig gemeinsam mit einer Schwerhörigkeit entstehen. Ebensowenig ist das Ausmaß eines Ohrgeräusches abhängig vom Grad der Schwerhörigkeit. Um ein Fortschreiten der Lärmschwerhörigkeit zu vermeiden, ist es wichtig, die Ohren nicht weiter dem Lärm auszusetzen beziehungsweise sie zu schützen.

Für die *idiopathische Innenohrschwerhörigkeit* läßt sich, wie das Wort »idiopathisch« (»selbständig entstanden«) schon sagt, keine äußere Ursache oder auslösende Erkrankung finden. Man geht von einer erblichen Belastung aus, ähnlich wie bei der *Altersschwerhörigkeit*. Beide Formen der Schwerhörigkeit werden nicht selten von Ohrgeräuschen begleitet. Stets sollte frühzeitig auf eine Hörgeräteversorgung geachtet werden.

Einen großen Anteil an der Entstehung von Hörstörungen und Tinnitus hat die *Ménière-Krankheit*. Die typischen Symptome sind Druckgefühl im Ohr, Drehschwindel mit Erbrechen, zunehmende Schwerhörigkeit des betroffenen Ohrs, häufig in Verbindung mit Tinnitus. Die genaue Ursache des Krankheitsbildes ist nicht bekannt, jedoch geht man davon aus, daß die Schwindelanfälle und die Schwerhörigkeit durch eine Flüssigkeitsansammlung und eine entsprechende Druckerhöhung im Innenohr verursacht werden.

Ein weiterer Ursachenkomplex sind *Schädel-Hirn-Traumata* infolge äußerer Gewalteinwirkung. Solche Verletzungen sind insbesondere dann für Gehörschäden ursächlich, wenn sie verbunden sind mit einem Bruch der Schädelbasis unter Beteiligung der Felsenbeine, derjenigen Knochen, in welche die Hörschnecke eingebettet ist. Die Ohrstrukturen können nicht nur durch direkte Gewalteinwirkung geschädigt oder zerstört werden, sondern auch durch die mit ihr verbundenen Erschütterungen. Der Ausgang eines solchen Traumas ist ungewiß. Wichtig ist zunächst Ruhe.

Beim *Akustikusneurinom* handelt es sich um eine gutartige Gewebevermehrung des Hör- und Gleichgewichtsnervs. Der Tumor wächst sehr langsam. Mit der Zeit drückt er auf den Nerv, wodurch es zu einer schleichend zunehmenden Schwerhörigkeit des betroffenen Ohres und zu Tinnitus kommt. Bei der Tinnitus-Diagnostik muß das Akustikusneurinom immer ausgeschlossen werden: durch die Messung der Hirnstammpotentiale (BERA) und eventuell mit einer Kernspintomographie. Ein Akustikusneurinom muß in jedem Fall operativ entfernt werden.

Ebenfalls operativ zu behandeln ist die *Otosklerose*, eine erbliche Verknöcherungstendenz des Steigbügels, eines Knöchelchens im Ohr, das die Verbindung zwischen Mittelohr und Innenohr darstellt. Die Verwachsungen behindern die Beweglichkeit des Steigbügels und damit die Schallübertragung. Ein Tinnitus ist mitunter ein Vorbote dieser Art der Hörstörung. In einem mikrochirurgischen Eingriff wird der Steigbügel durch eine Prothese aus Gold oder Teflon ersetzt und das normale Hörvermögen in den meisten Fällen wiederhergestellt. Die

Chancen, daß sich auch der damit verbundene Tinnitus zurückbildet, stehen bei etwa fünfzig Prozent.

Eine *erweiterte oder offenstehende Ohrtrompete* ist häufig bei älteren Menschen mit einseitigem Innenohrschaden zu beobachten. Diese Erscheinung kann auch bei starkem Gewichtsverlust, in der Schwangerschaft sowie während der Einnahme hormoneller Empfängnisverhütungsmittel (»Anti-Baby-Pille«) auftreten. Bei jüngeren Betroffenen fällt auf, daß der Tinnitus oft auf der Seite mit relativ weiter Ohrtrompete (Tube) entsteht. Heftiges Naseschneuzen kann dann zusätzliche Hörsturz- und Schwindelsymptome hervorrufen. Beim Naseputzen können durch mäßiges Luftausstoßen bei einseitig offenem Nasenloch Mittelohrbeeinträchtigungen vermieden und dadurch bedingte Tinnitus- und andere Ohrbeschwerden verringert werden. Eine zu weite Ohrtrompete kann durch gezielte gymnastische Übungen und chirurgische Eingriffe behandelt werden.

In seltenen Fällen geht ein Ohrgeräusch auf eine *chronische Mittelohrentzündung* zurück. Bei der akuten Form tritt zwar häufig ein Ohrgeräusch auf, es verschwindet aber normalerweise wieder mit dem Abklingen der Entzündung. Bei der sogenannten *Grippeotitis,* einer von Viren hervorgerufenen Form der Mittelohrentzündung, kann sich ein Tinnitus entwickeln, der im ungünstigen Fall erhalten bleibt.

Auch bestimmte *Medikamente* können Innenohrstörungen und begleitende Ohrgeräusche hervorrufen. Hierzu zählen etwa die Acetylsalicylsäure (z. B. Aspirin) in hoher Dosierung, Chinin, bestimmte entwässernde Medikamente (Diuretika), bestimmte Antibiotika (Aminoglykoside) und einige Chemotherapeutika, die in der Krebsbehandlung angewandt werden. Auch während einer Narkose können Schäden des Innenohrs mit dadurch hervorgerufenen Ohrgeräuschen entstehen.

Bei krankhaften *Veränderungen der Schlagadern* sind die damit gegebenenfalls einhergehenden Ohrgeräusche auffällig pulssynchron.

Beim sogenannten *Zervikal-Tinnitus* werden eine deutliche Beeinflussung des Geräuschs durch Kopfbewegung und teilweise auch Veränderungen im Schlaf-Wach-Rhythmus angegeben. Es handelt sich vermutlich um eine Störung der Achse von Atlas (erster Halswirbel), Zunge und Kiefer. Manuelle Therapie, ausgeführt von einem spezialisierten Orthopäden oder Physiotherapeuten, kann ein völliges Verschwinden dieses Tinnitus erreichen.

Ähnlich gelagerte Tinnitus-Ursachen sind *nächtliches Zähneknirschen* sowie *Kiefergelenkserkrankungen*. Besteht ein Verdacht in dieser Richtung, so sollte ein spezialisierter Kieferorthopäde hinzugezogen werden, der mit Tinnitus bereits Erfahrung hat (bei der Arztsuche können eventuell die Tinnitus-Ligen helfen).

Des weiteren sind *Kreislaufstörungen, Syphilis, Stoffwechselkrankheiten* sowie verschiedene *neurologische Erkrankungen* wie etwa *Multiple Sklerose* hin und wieder mit Ohrgeräuschen verbunden. Als wichtige Störungsebenen seien zudem *Geburtstraumata* und *emotionale Störungen*, wie *neurotische Konflikte* und *psychosoziale Ausweglosigkeit*, angeführt.

Diese Aufzählung erhebt keinen Anspruch auf Vollständigkeit. Es gibt darüber hinaus noch zahlreiche andere Störungsebenen, die Ursache oder Mitursache für einen Tinnitus sein können. Eine intensive Forschung entdeckt möglicherweise weitere Ursachen, wie etwa Hormonstörungen, Schleudertraumata oder Reaktionen des Immunsystems.

Mehrere der oben genannten Auslöser oder Ursachen des Tinnitus lassen sich aber auf einen gemeinsamen Nenner bringen: Die inneren und die äußeren Haarzellen in der Hörschnecke sind unterschiedlich geschädigt. Für diese Vorstellung spricht, daß bei den meisten Betroffenen die Frequenz beziehungsweise Tonhöhe des Tinnitus gerade dort lokalisiert ist, wo die Schwelle zwischen normalem Hören und dem Bereich der kompletten Hörschädigung liegt. Die Frequenz des Tinnitus befindet sich also weder dort, wo das Innenohr völlig intakt ist, noch dort, wo es völlig zerstört ist. Der Tinnitus läßt sich fast immer im Frequenzbereich des Steilabfalles der Hörkurve orten (ein Steilabfall im Hochtonbereich zeigt sich zum Beispiel in Abb. 4 B, Seite 46).

Darüber hinaus nimmt man heute an, daß äußere und innere Haarzellen völlig unterschiedliche Funktionen ausüben. So sollen die inneren Haarzellen Informationen über Tonhöhe und Lautstärke eines Schallsignales direkt an das Zentralnervensystem weiterleiten. Die äußeren Haarzellen hingegen sollen die mechanischen Wanderbewegungen der Tonwelle im Innenohr stark verändern können. Auf diese Weise sorgen sie indirekt, gewissermaßen als »Innenohr-Verstärker«, für die Frequenztrennschärfe der inneren Haarzellen. Eine ungleichartige Schädigung der inneren und der äußeren Haarzellen könnte nach dieser Vorstellung bei den meisten der so unterschiedlich erscheinenden Tinnitus-Ursachen der eigentliche Auslöser sein (Abb. 2 A bis D).

Entscheidend für die TRT ist aber, daß diese sich ganz unabhängig davon, welche Schädigung den Tinnitus im einzelnen ausgelöst haben mag, bei praktisch allen Betroffenen anwenden läßt. Die TRT trachtet nämlich nicht nach der Beseitigung des Auslösers des Tinnitus. Die Behandlung richtet sich vielmehr auf die zentralen Anteile der Hörbahn, die den Tinnitus »gelernt« haben und ihn zu einem hartnäckigen Problem für den Betroffenen machen. Aus diesem Grunde ist es auch verständlich, daß die TRT sich für die Behandlung der Hyperakusis ebenfalls hervorragend eignet. Hyperakusis und

Bilder aus dem Innenohr

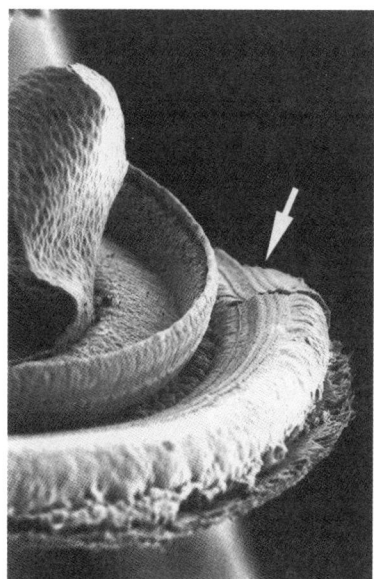

A: Lage der Haarzellen in einer Windung der Hörschnecke (Pfeil)

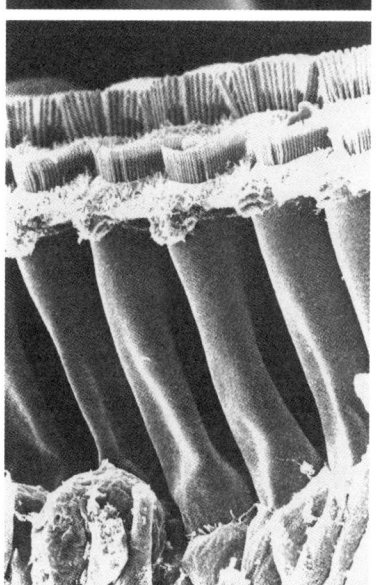

B: Normale ganze Haarzellen ohne erkennbare Beschädigung

Abb. 2 A und B

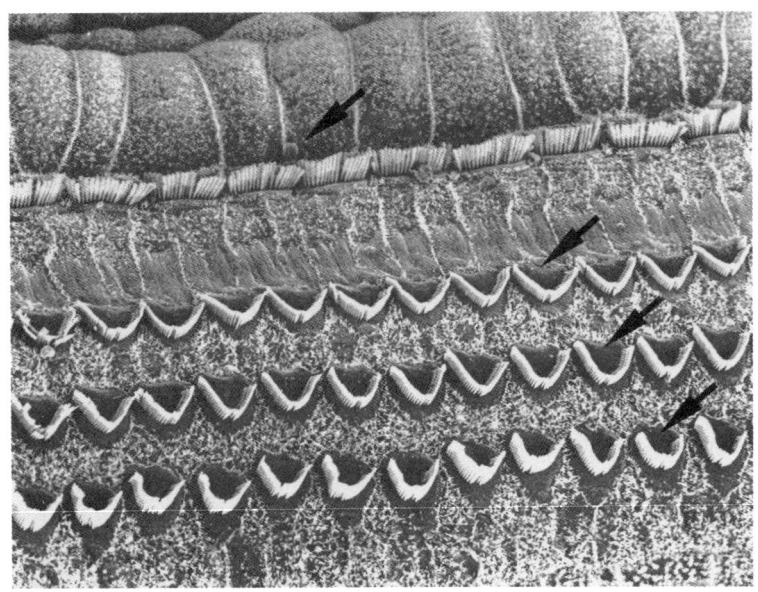

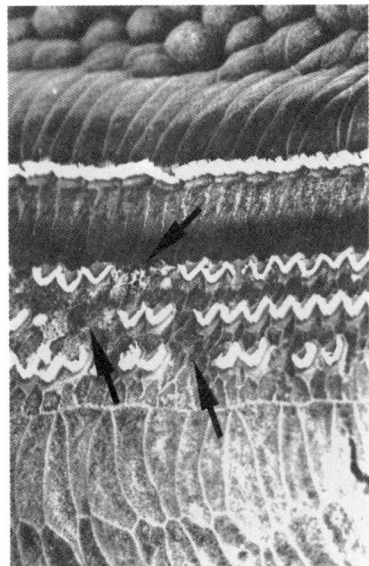

C: Intakte Haarzellen innen (Pfeil) und außen (drei Pfeile)

D: Partiell geschädigte Haarzellen – innere Haarzellen intakt, äußere zum Teil geschädigt (Pfeile)

Die Bilder aus dem Innenohr wurden freundlicherweise zur Verfügung gestellt von Prof. Dr. G. Reiss, Medizinische Hochschule Hannover

Abb. 2 C und D

Tinnitus scheinen auf den ersten Blick völlig verschiedene Phänomene zu sein. Bei näherem Hinsehen jedoch zeigt sich, daß sie gemäß dem neurophysiologischen Modell nach Jastreboff/Langner auf ähnliche Weise erklärt werden können: als Folge einer übermäßig gesteigerten Verstärkungseigenschaft der zentralen Hörbahnanteile (dazu mehr auf Seite 62 ff).

Die Diagnose

Die Zahl der möglichen physiologischen Ursachen, die einer speziellen Behandlung bedürfen, ist – wie im letzten Kapitel angedeutet – groß. Dementsprechend gründlich muß der Hals-Nasen-Ohren-Spezialist bei der Diagnostik vorgehen, um die medizinische Wertigkeit des Tinnitus festzustellen und den geeigneten therapeutischen Weg zu bestimmen. Man spricht von einer Stufen- beziehungsweise Ausschlußdiagnostik: Bevor ein subjektiver, ohne größere wahrnehmbare Schäden des Hörsystems auftretender Tinnitus diagnostiziert werden kann, gilt es, alle anderen bekannten physischen Ursachen auszuschließen. Die wichtigsten Diagnose-Instrumente sind im folgenden kurz zusammengestellt.

Am Anfang steht in jedem Fall eine gründliche *Anamnese,* das heißt ein ausführliches Gespräch über Charakter, Dauer und Lautheit des Tinnitus, über den Grad der Belästigung, mögliche Ursachen und Begleiterscheinungen, wie Hörstörung oder Hyperakusis, sowie gegebenenfalls über bereits angewandte Medikamente und Therapien. Von Interesse für den Arzt sind unter anderem krankhafte Erscheinungen im Kopf- und Halsbereich, Kopfverletzungen, Einwirkungen von heftigem Schall und starkem Lärm oder auch Art und Charakter eines eventuellen Hörverlusts. Auch Herz-Kreislauf-Schäden (Bluthochdruck, Arteriosklerose usw.), Stoffwechselerkrankungen (Diabetes, zu hoher Fett- und Cholesterinspiegel u. ä.), Störungen im Hormonhaushalt, Hautveränderungen oder

Tinnitus-Fragebogen

Auszug aus dem Fragebogen nach G. Goebel (»German version: C. Roseneck, Prien, F.R.G.«, © 1991)

...

stimmt
stimmt teilweise
stimmt nicht

4.   Ich wache in der Nacht wegen meinen Ohrgeräuschen häufiger auf. .... ❏ ❏ ❏

6.   Die Meinung und Einstellung zu den Ohrgeräuschen beeinflussen nicht das Quälende daran. .... ❏ ❏ ❏

9.   Wegen der Ohrgeräusche habe ich Schwierigkeiten zu sagen, woher andere Töne kommen. .... ❏ ❏ ❏

14.   Wegen der Ohrgeräusche ist es für mich schwieriger, mehreren Menschen gleichzeitig zuzuhören. .... ❏ ❏ ❏

16.   Ich mache mir wegen der Ohrgeräusche Sorgen, ob mit meinem Körper ernstlich etwas nicht in Ordnung ist. .... ❏ ❏ ❏

19.   Ich wünsche mir, jemand würde verstehen, was das überhaupt für ein Problem ist. .... ❏ ❏ ❏

23.   Wenn ich mich niedergeschlagen oder pessimistisch fühle, scheint das Ohrgeräusch schlimmer zu sein. .... ❏ ❏ ❏

25.   Aufgrund der Ohrgeräusche habe ich Muskelverspannungen an Kopf und Nacken. .... ❏ ❏ ❏

34.   Wegen der Ohrgeräusche fällt es mir schwerer, mich zu entspannen. .... ❏ ❏ ❏

37.   Wenn ich über die Ohrgeräusche nachdenke, werde ich manchmal sehr ärgerlich. .... ❏ ❏ ❏

39.   Wegen der Ohrgeräusche bin ich leichter niedergeschlagen. .... ❏ ❏ ❏

48.   Die Ohrgeräusche haben meine Konzentration beeinträchtigt. .... ❏ ❏ ❏

...

Abb. 3

spezielle Erkrankungen, wie etwa Syphilis, müssen abgeklärt werden.

Die sogenannte Familien-Anamnese sucht nach Zusammenhängen zwischen Krankheiten, die in der Familie des Betroffenen aufgetreten sind, und seinem gegenwärtigen Krankheitsbild. Die soziale Anamnese beschäftigt sich mit den persönlichen, beruflichen und familiären Lebensbedingungen. Gerade bei Tinnitus-Betroffenen ist es wichtig, zu wissen, wie es um ihre »gesellschaftliche Stabilität« bestellt ist. Unerläßlich für eine umfassende Tinnitus-Anamnese sind ehrliche Antworten zu Ernährung sowie zu Koffein-, Nikotin-, Alkohol- und Drogenkonsum.

Auch der Geräuschpegel im Arbeits- und Wohnumfeld ist zu untersuchen, nicht zuletzt unter dem Aspekt, wo der Tinnitus am meisten wahrgenommen wird. Dies ist gerade für die Entscheidung wichtig, ob und wo die Sanus-Noiser am besten getragen werden. Für Personen, die sich ständig in lauter Umgebung – beispielsweise am Arbeitsplatz – befinden, ist das Tragen von Sanus-Noisern generell wenig geeignet.

Im Rahmen der Anamnese wird vielfach bereits der *Fragebogen nach Goebel* (Abb. 3) eingesetzt. Mit diesem werden die psychische Belastung des Betroffenen durch den Tinnitus und die dadurch ausgelösten Folgeprobleme erfaßt. Dieser vielfach erprobte Fragebogen hat sich auch bei der Überprüfung von Therapiefortschritten bestens bewährt.

Als nächstes wird eine gründliche körperliche Begutachtung erfolgen. Dazu gehört eine genaue Untersuchung des Trommelfells mittels *Ohrspiegelung (Otoskopie)*. Aber auch den gesamte Hals-Nasen-Ohren-Raum wird der HNO-Facharzt in Augenschein nehmen. Ebenso wird er die Funktion der Halswirbelsäule sowie der Kiefergelenke überprüfen.

Um zu klären, ob ein objektiver oder ein subjektiver Tinnitus vorliegt (siehe Seite 33), hört der Arzt den gesamten

Schädel und den Hals sorgfältig mit dem *Stethoskop* ab. Besteht ein Verdacht auf objektiven Tinnitus, so werden gegebenenfalls aufwendigere Untersuchungen notwendig, wie beispielsweise Röntgen- oder Computer-Schichtaufnahmen. Dabei werden in einigen Fällen Fachärzte anderer Richtungen hinzugezogen.

Kann ein objektiver Tinnitus ausgeschlossen werden, wird sich der Arzt auf die nähere Definition und die Diagnose eines subjektiven Tinnitus konzentrieren. Im Zentrum der Diagnostik stehen verschiedene Hörprüfungen. Zuallererst wird das Gehör mit Hilfe von *Stimmgabeln* getestet, die unterschiedlich hohe Töne erzeugen. Dadurch läßt sich bereits eine Schädigung des Innenohrs von einer Schädigung des Mittelohrs unterscheiden.

Das anschließende *Tonaudiogramm* dient der Bestimmung des Hörspektrums. Oft zeigen sich bei Tinnitus-Betroffenen Höreinbußen, vor allem im höheren Tonbereich. Für die Ménière-Krankheit allerdings sind Höreinbußen im Tieftonbereich typisch.

Das *Hochtonaudiogramm* deckt gelegentlich überraschend auch unbemerkte Innenohrschäden bei Personen auf, die glauben, völlig normal zu hören. Gerade bei jungen Menschen läßt sich oft erst bei Frequenzen oberhalb 10 Kilohertz ein Hörverlust nachweisen, der auf eine zugrundeliegende Haarzellschädigung im Innenohr schließen läßt (Abb. 4 A und B). Bei einer ganzen Anzahl von Tinnitus-Betroffenen, die nach dem konventionellen Tonaudiogramm als normalhörig zu beurteilen sind, kann unter Umständen bei genauer Untersuchung des Hochtonbereichs doch ein Haarzellschaden nachgewiesen werden.

Auch das *Sprachverstehen* wird getestet. Hierbei kann sich der Arzt einen Eindruck über das »soziale Gehör« verschaffen, über den Teil des Gehörs also, den man im Alltag zur Verständigung benötigt.

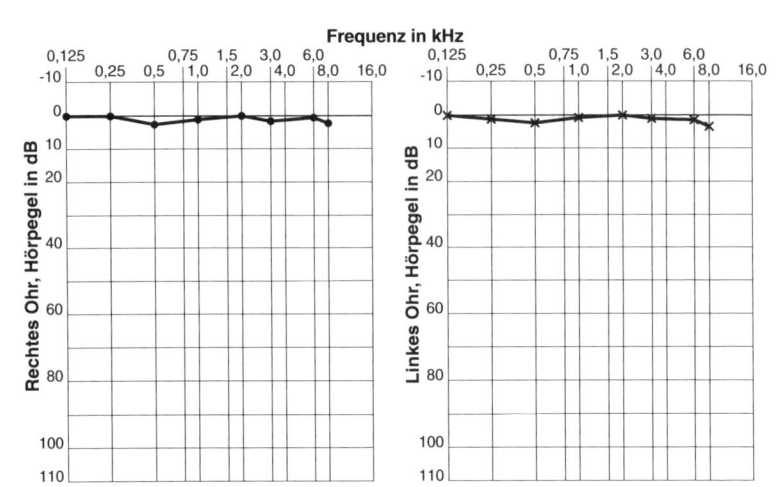

A: Normales Tonaudiogramm
Es zeigt sich kein Hörverlust

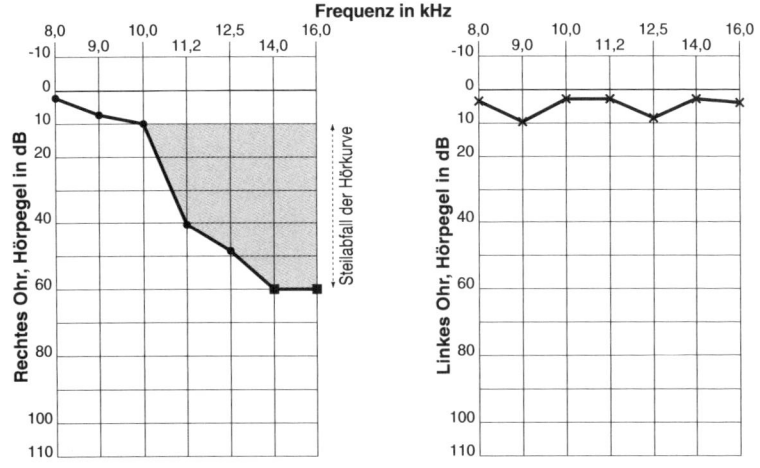

B: Hochtonaudiogramm desselben Patienten
Nur im Hochtonaudiogramm ist ein Hörverlust auf dem rechten Ohr erkennbar

Abb. 4 A und B

Ebenfalls wichtig ist die Bestimmung der individuellen *Unbehaglichkeitsschwelle* bei mindestens drei Frequenzen, nämlich bei 500, 2000 und 4000 Hertz. Bei vielen Tinnitus-Betroffenen ist sie erheblich herabgesetzt. Im Extremfall leiden sie unter Hyperakusis, einer Übersensibilisierung des Hörsystems (siehe auch Seite 65). Da es insbesondere bei Hyperakusis-Betroffenen durch die Messung zur Auslösung oder Verschlimmerung eines Tinnitus kommen kann, muß hier immer abgewogen werden, ob die Messung der Unbehaglichkeitsschwelle unbedingt erforderlich ist.

Der Übersensibilisierung kann auch ein *Recruitment*, eine Verschiebung der Lautstärke-Lautheits-Relation, zugrunde liegen. Normalerweise kann das Innenohr sehr gut auch größere Lautstärken ausgleichen, ohne daß dabei das Verstehen des Gehörten leidet. Diese Fähigkeit ist gestört, wenn ein Recruitment vorliegt. Das Phänomen läßt sich durch eine spezielle Hörprüfung feststellen.

Die Funktion des Mittelohres wird mit Hilfe der *Tympanometrie/Impedanzmessung* überprüft. Dies geschieht mit Hilfe eines Meßgerätes, das die Schwingungen des Trommelfells erfaßt und indirekt Auskunft gibt über die Belüftung und Reaktionsfähigkeit des Mittelohres.

Einer der wesentlichen Fortschritte in den letzten Jahren war die Entdeckung der *otoakustischen Emissionen (OAE)* durch den Engländer Kemp.

Ausgangspunkt ist die Beobachtung, daß das menschliche Ohr nicht nur Töne empfangen, sondern auch aussenden kann. Die äußeren Haarzellen des Innenohres können sich nämlich aktiv verkürzen und zusammenziehen oder sich entspannen und verlängern. Es handelt sich bei diesen Zellen also um Elemente, die mit hoher Geschwindigkeit winzige Bewegungen aktiv auszuführen vermögen. Durch eine geschickte Meßanordnung können diese Aktivitäten außen am Ohr als Schall registriert werden. Wenn Schallübertragungshindernisse im Mittel- und im äußeren Ohr ausgeschlossen sind, kann man auf diese Weise beurteilen, ob das Innenohr geschädigt ist.

Man unterscheidet hier zwischen spontanen otoakustischen Emissionen und solchen, die als Antwort auf eine äußere Anregung abgeleitet werden können. Skurrilerweise ist es auch möglich, daß spontane otoakustische Emissionen so laut und intensiv sind, daß sie vom Betroffenen subjektiv als Tinnitus wahrgenommen werden können. Derartige Fälle müssen aber als absolute Ausnahmen angesehen werden; bisher liegen nur wenige wissenschaftliche Erkenntnisse hierüber vor. Dennoch ist es unbedingt erforderlich, daß im Rahmen der Grunddiagnostik für die TRT bei jedem Tinnitus-Betroffenen diese sogenannten spontanen otoakustischen Emissionen gemessen werden (Abb. 5 A und B zeigen Diagramme aus der Praxis).

Eine weitere Ausschlußuntersuchung ist die *Messung der Hirnstammpotentiale (BERA)*. Durch Nervenaktivität finden ständig winzige Umpolungen entlang der Nerven statt, die sich von außen messen lassen. Derartige Gehirnströme werden durch ein sogenanntes Elektro-Enzephalogramm (EEG) erfaßt.

BERA (Brain-stem Evoked Response Audiometry) oder AEP (Akustisch Evozierte Potentiale) sind eine Sonderform des EEG. Mit Hilfe akustischer Reize lassen sich Störungen der zentralen Hörbahn ermitteln, wie sie beispielsweise bei einem Tumor oder bei Multipler Sklerose auftreten. Gerade Akustikusneurinome (siehe Seite 35) lassen sich mit Hilfe dieser Untersuchung mit weit über neunzigprozentiger Sicherheit feststellen. Die Untersuchung ist völlig harmlos und schmerzfrei, ähnlich einem EKG.

Ein wesentlicher Teil der HNO-ärztlichen Untersuchungstätigkeit ist die *Tinnitus-Bestimmung,* also die nähere Ein-

Schall, der aus dem Ohr kommt

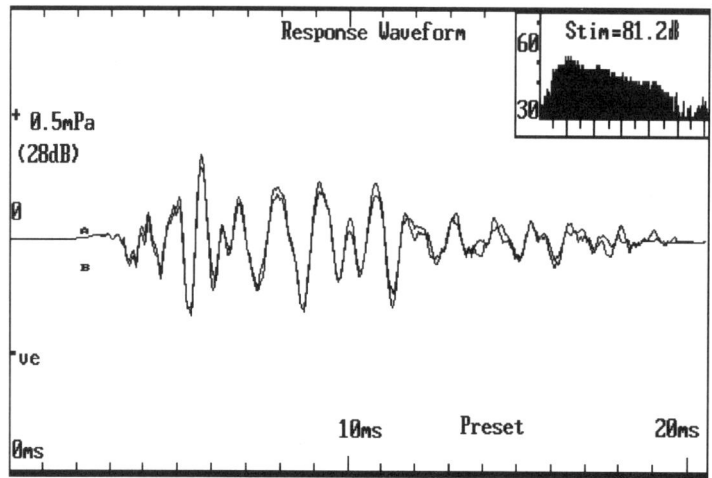

A: Otoakustische Emissionen als Antwort auf eine äußere Anregung (»klick-evozierte OAE«)

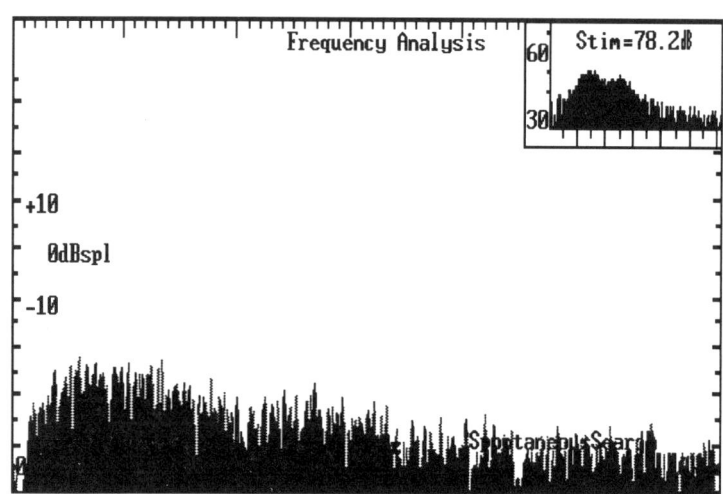

B: Frequenzanalyse otoakustischer Emissionen ohne äußere Anregung (»spontane OAE«)

Abb. 5 A und B

grenzung und Beschreibung des Ohrgeräusches. Es wird ein sogenannter Tinnitus-Raster angelegt, in dem der Tinnitus hinsichtlich seiner Frequenz und seiner Stärke definiert wird. Dabei ist der Arzt auf die Mithilfe des Patienten angewiesen. Diesem werden verschiedene Töne und Geräusche angeboten, und er hat die Aufgabe, ein möglichst genau dem Tinnitus entsprechendes Ton-Geräusch-Signal herauszufinden. Dieses Verfahren wird Tinnitus-Matching (TM) genannt. Darüber hinaus untersucht man, ob Geräusche oder Töne, die dem Patienten von außen dargeboten werden, zu einem vorübergehenden Leiserwerden oder Verschwinden des eigentlichen Tinnitus führen können.

Meßmethoden, bei denen der Diagnostiker auf die Mitwirkung des Patienten und dessen subjektive Empfindungen angewiesen ist, nennt man *psychoakustische Verfahren.* Hierzu gehören das Tonaudiogramm, das Tinnitus-Matching, die Feststellung der Unbehaglichkeitsschwelle und anderes. Im Gegensatz dazu werden für die Messung der AEP, der OAE oder der Stapediusreflexe keine Angaben des Patienten benötigt. Diese Messungen werden daher *objektive Verfahren* genannt.

Es ist demnach im Prinzip möglich, daß ein Tinnitus simuliert oder aggraviert (übertrieben geschildert) wird. Da derartige Fälle aber in der Tinnitus-Sprechstunde äußerst selten vorkommen und insbesondere nicht zum Problemkreis der Leser dieses Buches gehören dürften, sollen sie hier nicht weiter betrachtet werden.

Mit Hilfe all dieser Untersuchungen kann ein Tinnitus beschrieben sowie nach Ursache und Form genauer kategorisiert werden. Erst auf dieser Grundlage ist eine erfolgversprechende Therapie möglich.

Therapieansätze

Von großer Bedeutung für die Behandlungsmethode ist die Unterscheidung nach der Dauer der Störung:

☐ Der *akute Tinnitus* ist frisch aufgetreten oder besteht nicht länger als etwa drei Monate.
☐ Der *chronische Tinnitus* hält seit längerem an oder kommt hartnäckig immer wieder.

Therapieansätze bei akutem Tinnitus

Ein akut einsetzendes Ohrgeräusch ist ebenso wie eine akute Hörminderung als HNO-ärztlicher Notfall anzusehen, der möglichst rasch behandelt werden muß. Wenn ein Ohrgeräusch aufgetreten ist, ob spontan, durch besondere Ereignisse oder durch Lärmeinwirkung, ist zunächst das Gespräch mit dem HNO-Facharzt zu suchen. Bereits kurz nach Auftreten des Geräusches sollte der Betroffene seine Aufmerksamkeit so wenig wie möglich darauf konzentrieren und sein Gehör durch andere akustische Signale ablenken, etwa durch leise Hintergrundmusik tagsüber oder einen tickenden Wecker nachts.

In manchen Fällen kann ein Tinnitus auch ein Hilferuf des Körpers sein, wenn zum Beispiel Arbeit, Sorgen und Streß zuviel geworden sind. Wirksamer als eine medikamentöse Versorgung ist es oft, etwas mehr Rücksicht auf sich selbst zu nehmen:

- ☐ Überdenken Sie Ihre Lebenssituation! Gibt es Streßfaktoren, die sich reduzieren lassen?
- ☐ Achten Sie auf gesunden Schlaf (»Schlafhygiene«)!
- ☐ Bewegen Sie sich regelmäßig in der frischen Luft, um die Sauerstoffversorgung zu aktivieren!
- ☐ Meiden Sie Stille!

> *Meiden*
> *Sie*
> *Stille!*

Neben diesen begleitenden Maßnahmen, die Sie selbst in Angriff nehmen können, gibt es verschiedene medikamentöse Behandlungsmöglichkeiten, die in den ersten zwei bis drei Wochen angezeigt sind. Da man davon ausgeht, daß akute Ohrgeräusche Folge einer Durchblutungsstörung im Innenohr sein können, ist das Ziel sämtlicher Behandlungsmaßnahmen im akuten Zustand die Beseitigung des Sauerstoffmangels. Folgende Ansätze sind gebräuchlich beziehungsweise in Erprobung und Diskussion:

Durch bestimmte Mittel soll die *Fließeigenschaft des Blutes verbessert* werden. Substanzen, die die Beweglichkeit der roten Blutkörperchen fördern, werden als Infusion verabreicht. Da diese Substanzen Allergien auslösen können, sind sie umstritten.

Um allgemein Durchblutungsstörungen zu bekämpfen, wurde eine ganze Reihe von Mitteln entwickelt, welche die *Blutgefäße erweitern* sollen. Ob diese Mittel am Innenohr ausreichend wirken, ist bislang nicht erwiesen. Auch sie werden in der Tinnitus-Akutphase als Infusion gegeben.

In Wien und Hannover experimentiert man mit dem Neurotransmitter *Glutamat*, einer Substanz, die an der Signalübertragung der Nervenzellen beteiligt ist, und mit deren Ge-

genmitteln. Auch mit *Calcium* und dessen *Antagonisten* laufen Versuche. Ein großer Durchbruch ist beiden Therapieansätzen jedoch noch nicht gelungen.

Umstritten ist in Deutschland auch noch die *hyperbare Sauerstofftherapie.* Diese beruht auf der Feststellung, daß unter erhöhtem Druck der Sauerstoffgehalt des Blutes auf physikalischem Weg gesteigert werden kann. Diesen Effekt macht man sich mit Hilfe einer Druckkammer zunutze. Der Patient wird in dieser Kammer einem erhöhten Umgebungsdruck ausgesetzt und atmet unter ganz genau vorgeschriebenen Bedingungen reinen Sauerstoff ein.

Die Beurteilung der einzelnen Therapiemöglichkeiten wird vor allem dadurch erschwert, daß es dem Körper in etwa sechzig Prozent aller Fälle selbst gelingt, akute Funktionsstörungen des Innenohrs zu heilen. Da dies individuell aber vorher nicht absehbar ist, wird zur Sicherheit immer eine Infusionstherapie empfohlen.

Therapieansätze bei chronischem Tinnitus

Gehört der Betroffene nicht zu den Glücklichen, deren Ohrgeräusche nach kurzer Zeit wieder aufhören, wird der Arzt mit der ausführlichen interdisziplinären Diagnostik des chronischen Tinnitus beginnen (siehe hierzu Seite 42 ff).

Führt diese zu keinem greifbaren Ergebnis, kommt für den Betroffenen der Moment der Wahrheit: Es liegt ein chronischer Tinnitus ohne genau feststellbare organische Ursachen vor. Ein unangenehmer Begleiter hat sich eingenistet, quälend wie ein Stachel, der auf unbestimmte Zeit im Kopf bleiben wird. Hoffnungslosigkeit und Empörung über die Grenzen der modernen Medizin sind zumeist die ersten Reaktionen.

Nach der Phase des ersten Entsetzens sollte sich der Betroffene fragen: Wie sehr stört mich der Tinnitus?

Ist das soziale und berufliche Leben nachhaltig beeinträchtigt, empfiehlt sich folgendes Vorgehen:

☐ Suchen Sie nach einem Arzt, dem sie vertrauen, der auf Sie eingeht und der spezielle Erfahrung mit Tinnitus-Patienten hat.

☐ Nehmen Sie Kontakt mit einer Tinnitus-Selbsthilfeorganisation auf (Adressen auf Seite 199 f).

☐ Da bei Tinnitus zumeist ein multifaktorieller Ursachenkomplex vorliegt, ist es sinnvoll, außer medizinischen auch psychohygienische Therapieansätze mit einzubeziehen.

In dem – verständlichen – brennenden Verlangen nach Abhilfe sollten Sie nicht mit einem verzweifelten »Therapie-Hopping« beginnen. Angebote gibt es zur Genüge. Jeder Tinnitus-Betroffene hat im Durchschnitt 10,1 Therapien ausprobiert, wie die Auswertung von Fragebögen der Deutschen Tinnitus-Liga ergab. Darin wurde auch nach der subjektiven Beurteilung des Therapieerfolgs gefragt. Die besten Noten erhielten in diesem Zusammenhang Methoden wie Tai Chi Chuan, Streßabbau, Positives Denken, Meditation, Klangtherapie, Yoga, Muskelrelaxation nach Jacobson sowie das Aufstellen eines Zimmerspringbrunnens und anderes mehr – interessanterweise alles Elemente, die in der TRT integriert sind. Auffallend ist, daß gerade die Tinnitus-Therapien, die am häufigsten eingesetzt wurden (ambulante und stationäre Infusionstherapie), nur bei knapp einem Viertel der Patienten die Beschwerden lindern konnten.

Mit einer Erfolgsquote von bis zu siebzig Prozent bereits innerhalb der ersten sechs Monate stellt die neue *Tinnitus-Retraining-*

Therapie (TRT) mit ihrem multidimensionalen Ansatz eine ernstzunehmende Alternative dar für alle, die chronisch an Tinnitus und/oder Hyperakusis leiden. Die TRT integriert verschiedene bereits erprobte Ansätze in modifizierter Form. Auch in der Fachwelt gilt die TRT als unumstrittener Hoffnungsträger für die Zukunft.

So ist im Nachwort zu dem Buch »Leben mit Tinnitus« des renommierten Tinnitus-Forschers und -Therapeuten Richard Hallam zu lesen: »Die Habituationsmethode (TRT) besitzt den Vorteil, daß sie unabhängig von der Tinnitus-Ursache wirksam sein kann, denn sie zielt darauf ab, die emotionalen Reaktionen auf den Tinnitus langsam abzuschwächen und die Wahrnehmung des Tinnitus im Limbischen System zu blockieren. Das Limbische System unseres Gehirns verarbeitet die aus dem Körperinneren und die von der Umwelt aufgenommenen Signale und beantwortet sie mit entsprechenden Steuerungsreaktionen.«[1]

> *Es gibt eine aussichtsreiche Behandlung auch des chronischen komplexen Tinnitus: die TRT*

Auch in der Tinnitus-Klinik in Arolsen arbeitet man in dieser Richtung, wie Gerhard Hesse und Werner Eschler in »Tinnitus: Leiden und Chance« schreiben: »Deshalb konzentriert sich ein wesentlicher Teil des Therapieansatzes unserer Klinik auf die Beeinflussung der Wahrnehmung von Geräuschen, auf die Hörverarbeitung. Wir haben in den letzten Jahren, unter dem Eindruck der neueren, vor allem amerikanischen Forschung, ein Habituations- und Wahrnehmungstraining entwickelt, das Patienten befähigen soll, aus der er-

1   Richard Hallam, Leben mit Tinnitus, Reinbek bei Hamburg 1996.

lebten Ohnmacht wieder zu einer aktiven Wahrnehmung zu kommen.«[1]

Ein weiterer Verfechter der Tinnitus-Retraining-Therapie ist Eberhard Biesinger, Tinnitus-Spezialist aus Traunstein: »Das Konzept besticht durch eine klare Strategie der Behandlungsmaßnahmen und der damit verbundenen Perspektiven für Patienten.«[2]

Und auch in »Tinnitus-Hilfe« von Bernhard Kellerhals und Regula Zogg wird auf ein dreigleisiges Rehabilitationsprogramm im Sinne einer TRT verwiesen.[3]

1 Gerhard Hesse / Werner Eschler, Tinnitus: Leiden und Chance, München 1997.
2 HNO-Nachrichten 26/1996, Heft 6.
3 Bernhard Kellerhals / Regula Zogg, Tinnitus-Hilfe, Freiburg und Basel 2. Aufl. 1997.

Wie funktioniert die Tinnitus-Retraining-Therapie (TRT)?

Das Tinnitus-Modell nach Jastreboff/Langner

Grundeigenschaften der zentralen Hörbahn

Watzlawick hat in seinem Buch »Anleitung zum Unglücklichsein« sehr anschaulich beschrieben, wie auch ein gesunder Mensch sich durch Konzentrationsübungen einen Tinnitus antrainieren kann: »... Gehen Sie in einen möglichst stillen Raum und stellen Sie fest, daß Sie plötzlich ein Summen, Surren, leichtes Pfeifen oder einen ähnlichen, gleichbleibenden Ton in Ihren Ohren feststellen können. Unter normalen Alltagsbedingungen ist der Ton zwar durch die Umweltgeräusche überdeckt; mit entsprechender Hingabe dürften Sie es aber fertigbringen, den Ton immer häufiger und lauter wahrzunehmen. Gehen Sie schließlich zum Arzt ...«[1]

Ebenfalls in diese Richtung weist ein Experiment, bei dem gesunde Probanden in eine »Camera silenta«, einen schallschluckenden und schalldichten Raum, gesetzt wurden. Die Personen wurden gebeten, ihre Hörempfindungen in dieser vollkommenen Stille festzuhalten. Alle Probanden gaben an,

---

1 Paul Watzlawick, Anleitung zum Unglücklichsein, München Neuausg. 1997.

Ohrgeräusche zu hören, wie man sie sonst von Tinnitus-Patienten geschildert bekommt. Ähnliches erlebt jeder Mensch, wenn er mit vollkommener Stille konfrontiert wird, sei es in den Bergen oder beim plötzlichen Aufwachen in der Nacht. Man bezeichnet dies als »Grund-Tinnitus«, die generelle Tinnitus-Bereitschaft unseres Hörsystems.

Diese Grundeigenschaft des Hörsystems beim Menschen kann darauf zurückgeführt werden, daß schon ohne äußere Beschallung eine relativ hohe Spontanaktivität in den Hörnerven-Fasern vorliegt. Normalerweise wird diese »statistisch unkorrelierte« (»unbestimmte«, »zufällige«) Grundaktivität der peripheren Nerven vom Organismus aber als völlige »Stille« empfunden und als »absolute Ruhe« interpretiert, denn äußere Reize fehlen. Erst wenn Hörnerven-Aktivitäten »korreliert« auftreten, also nicht »zufällig« oder »unbestimmt« sind, kann die Empfindung von Tönen, Klängen oder Geräuschen entstehen.

Diese Überlegung ist für das Verständnis der Funktion des Sanus-Noisers wichtig (siehe hierzu im einzelnen Seite 85 ff). Denn nach dieser Vorstellung bedeutet ja das Einspeisen von »statistisch unkorreliertem« Rauschen in das Hörsystem nichts anderes, als daß »Ruhe« hineingebracht wird! Etwas überspitzt formuliert: Durch »Verrauschen« der peripheren Nervenaktivitäten mit Hilfe des Sanus-Noisers wird es »stiller« im Hörsystem.

Verbindungen der Hörbahn zu anderen Teilen des Zentralnervensystems

Ebenfalls sehr bedeutsam für das neurophysiologische Modell nach Jastreboff/Langner, das der TRT zugrunde liegt, ist die Tatsache, daß die Nervenzellen der verschiedenen Schaltstationen der Hörbahn bis hinauf zur Hirnrinde, wo wahr-

scheinlich die bewußte Wahrnehmung von Tinnitus statt-
findet, sowohl mit den Zellen der Gegenseite als auch mit
anderen Teilen des Zentralnervensystems intensiv vernetzt und
wechselseitig verknüpft sind. Es bestehen zahlreiche Wechsel-
verbindungen zwischen der rechten und der linken Seite des
Systems, und zwar auf der unteren und den ganz oberen
Ebenen der Hörbahn. Darüber hinaus liegen aber auch
Nervenverbindungen zwischen der Hörbahn und einem anderen Teil des Zentralnervensystems, der sogenannten Formatio
reticularis, vor.

Die *Formatio reticularis* hat die Funktion, den Schlaf-
Wach-Rhythmus des Organismus zu steuern. Zahlreiche Ex-
perimente mit Tieren und auch Beobachtungen an hirnge-
schädigten oder hirnerkrankten Menschen weisen darauf hin,
daß die Formatio reticularis auch für die Lenkung der Aufmerksamkeit verantwortlich ist. Der Mensch kann seine Aufmerksamkeit zu *einem* Zeitpunkt nur auf *eine* Wahrnehmung
beziehungsweise *einen* Gedanken oder *eine* Tätigkeit lenken.
Wie mit einem Scheinwerfer wird nur ein kleiner, begrenzter
Teil der Wirklichkeit in den hellen Lichtkegel der Aufmerksamkeit getaucht; der überwiegende Teil bleibt im Dunkeln oder
Halbschatten außerhalb des Lichtkegels der Aufmerksamkeit.

Diese für den Menschen so wichtige Funktion der Formatio reticularis kann man sich am Beispiel des Autofahrens
verdeutlichen: Jeder Führerscheininhaber weiß, daß er als An-
fänger von der Vielzahl der gleichzeitig zu registrierenden
Signale und auszuübenden Handlungen geradezu überwältigt
wurde. Die Formatio reticularis läßt nämlich jeweils nur einer
einzigen Aufgabe die volle Konzentration zuteil werden. Erst
nach und nach können die zahlreichen Aufgaben – Knöpfe
und Hebel bedienen, Verkehrszeichen erkennen, die Verkehrs-
situation und das Verhalten anderer beurteilen usw. – »halb-
automatisch« erledigt werden. Der Geübte beherrscht schließ-

lich das Autofahren »wie im Schlaf«, das heißt, bei ihm läuft der größte Teil der Aufgabenbewältigung außerhalb der bewußten, konzentrierten Aufmerksamkeit ab. Nur Neuem, Wichtigem, Unvorhergesehenem wird dann mit Hilfe der Formatio reticularis die volle Aufmerksamkeit zugewendet.

Von ähnlicher Bedeutung für das Verständnis des Tinnitus-Modells nach Jastreboff/Langner ist die intensive Verknüpfung der Hörbahn mit einer weiteren Struktur des Zentralnervensystems, nämlich dem *Limbischen System.* Dieses ist verantwortlich für die Wertung eingehender Reize. Ob ein Klang nun angenehm oder gräßlich, harmonisch oder dissonant, lieblich oder bedrohlich erscheint, hängt vom Einfluß des Limbischen Systems ab. Das gilt für alle Sinne: Auge, Ohr, Tastsinn usw. Die rein physikalischen Eigenschaften eines Reizes, wie Stärke, Dauer, Tonhöhe oder Farbe, sind für den Organismus eigentlich wertfrei, neutral. Erst durch die Verknüpfung der Sinne mit dem Limbischen System wirkt das Süße angenehm, das Schrille abstoßend.

Wichtig ist in diesem Zusammenhang, daß im Limbischen System die Lernerfahrung vieler Jahre repräsentiert ist. Bei jedem neuen Reiz wird diese Erfahrung in der Wertung des Organismus aktuell zum Ausdruck gebracht.

Wir kennen alle aus dem Alltagsleben Fälle wie den, daß jemand die Bratkartoffeln lobt, obwohl sie bei neutraler Betrachtung ein wenig verbrannt schmecken – entscheidend für den zufriedenen Esser ist eben nur: »Sie schmecken wie früher bei Muttern.« Ähnlich verhält es sich mit dem Schreien eines Babys: Für die jungen Eltern kann wie Musik klingen, was Außenstehende völlig nervt.

Zusammenfassend kann gemäß dem Modell nach Jastreboff/Langner gesagt werden, daß für die Erklärung, warum der chronische Tinnitus eine so schwere Erkrankung ist, Verbindungen der Hörbahn mit der Formatio reticularis einerseits und mit dem Limbischen System andererseits von ausschlaggebender Bedeutung sind (Abb. 6).

Eine weitere prinzipielle Eigenschaft der zentralen Nervennetze in der Hörbahn und in anderen Sinneskanälen ist die sogenannte *laterale Hemmung*. Hierunter versteht man die Tatsache, daß Nervenzellen Erregungen zwar vorwärts weiterleiten, zu den Seiten hin jedoch hemmende Wirkung auf die Nachbarzellen ausüben. Dies hat normalerweise eine Kontrastverschärfung des jeweils Wahrgenommenen zur Folge. Werden nämlich im Bereich des Signaleingangs verschiedene starke und schwache Signale auf die Kanäle verteilt, so kommen am Signalausgang nur die stärksten Signale kontrastverschärft heraus. Die schwachen Signale werden von den stärkeren Nervenaktivitäten im Verlauf der Verarbeitung seitlich »weggehemmt«.

Normalerweise herrscht innerhalb der zentralen Nervennetze ein gut ausbalanciertes Wechselspiel zwischen Erregung und Hemmung. Um die Signalerkennung und -verarbeitung zu optimieren, wird vom Zentralnervensystem allerdings ein labiles Gleichgewicht zwischen Erregung und Hemmung aufrechterhalten.

Tinnitus als Fehlschaltung der normalen Hörbahn

Bei dem der TRT zugrundeliegenden Modell des Tinnitus geht man davon aus, daß eine beliebige kleine Einwirkung von außen dieses delikate Gleichgewicht zu stören vermag. In den Nervennetzen kann es dann zu positiven (aktivierenden, verstärkenden) Rückkoppelungen kommen, so daß sich ringförmige neuronale Erregungsmuster völlig unabhängig von äußeren Reizen aufbauen und stabilisieren können.

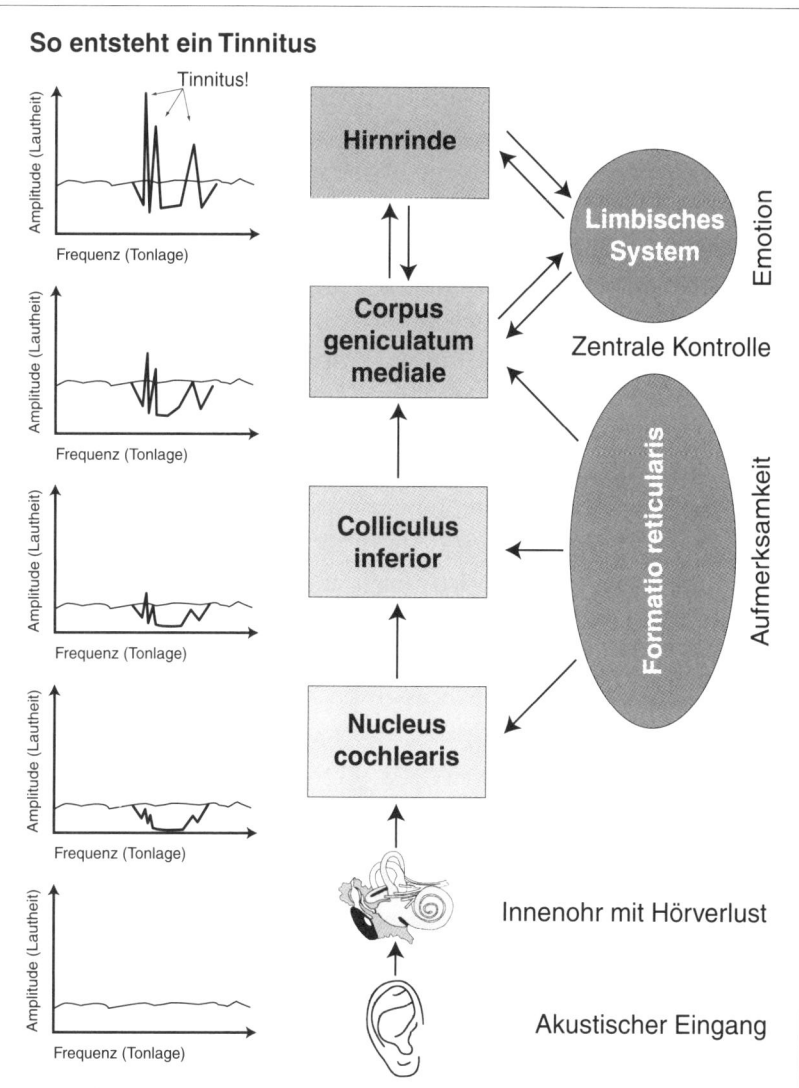

Einige Schaltstellen der zentralen Hörbahn (Nucleus cochlearis, Colliculus inferior, Corpus geniculatum mediale) und ihre Verbindungen zur Formatio reticularis und zum Limbischen System

Abbildung freundlicherweise zur Verfügung gestellt von Prof. Dr. G. Langner, TH Darmstadt

Abb. 6

Es ist auch bekannt, daß von Reizeinflüssen getrennte (»deafferentierte«) Nervenzellen spontan in rhythmische Entladungsmuster fallen können. Auf das akustische System bezogen, bedeutet dies, daß Nervenzellen der peripheren Hörbahn, denen ein Teil der normalerweise vorhandenen Eingangsaktivität durch eine wie auch immer geartete Störung weggenommen wird, unter Umständen von sich aus rhythmische, »korrelierte« Entladungen abgeben können. Diese werden dann auf der Ebene der Wahrnehmung unter Umständen als Schallsignal, als Tinnitus, empfunden. Die zentralen Anteile der Nervennetze des Hörsystems können diese Rhythmen dann regelrecht »einstudieren« und »lernen«. Auf diese Weise ist es vorstellbar, daß sich der Tinnitus entlang der gesamten Hörbahn einschwingt. Ein Entfernen oder Beheben der ursprünglichen Störungsquelle hätte dann keine heilende Wirkung mehr. Dafür spricht auch, daß eine Hörnervdurchtrennung in den meisten Fällen den Tinnitus nicht beseitigen kann.

Ein weiteres Grundprinzip im Zusammenhang mit einem komplexen Tinnitus ist die sogenannte *Homöostase*. Darunter versteht man das Bestreben eines Organismus, trotz einer Störung von außen möglichst unverändert gleiche Leistung abzugeben. Dieses generelle Prinzip gilt auch im Bereich der akustischen Wahrnehmung. Wie anfangs gezeigt, kann durch bestimmte Medikamente oder Erkrankungen sowie durch ein Schalltrauma ein Teil der Sinneszellen und damit auch deren Aktivität ausfallen. Die nachfolgenden Nervenzellen im unteren Teil der Hörbahn versuchen in diesem Fall nach dem Prinzip der Homöostase, diesen Signalverlust durch eine erhöhte Verstärkungsleistung wieder wettzumachen. Auf diese Weise kann das ganze zentrale Hörsystem übersensibilisiert, instabil und unter Umständen funktionsuntüchtig werden.

Ein praktischer Vergleich aus dem Alltag kann diese Erscheinung gut illustrieren. Jeder kennt das Pfeifen von Verstärkeranlagen, das entstehen kann, wenn ein Mikrofon sich in der Nähe eines Lautsprechers befindet und die Lautstärke hoch ist. Bei sehr hoher Verstärkungsleistung ist dann gar keine Tonquelle mehr erforderlich, damit es zu diesem sogenannten Rückkoppelungspfeifen kommt. Dieses Pfeifen könnte man – im übertragenen Sinne – als den »Tinnitus der Elektroakustik« bezeichnen. Tinnitus beim Menschen und Rückkoppelungspfeifen lassen sich demnach auf die gleiche Weise erklären: als Folge einer »Überdrehung« eines an sich funktionstüchtigen Schallaufnahme- und -verstärkungssystems. Interessanterweise ergibt sich hieraus neben einer Erklärung

> *Das Kernproblem beim Tinnitus: Die falsche Einstellung (Verschaltung) der an sich gesunden zentralen Hörbahn*

für den Tinnitus auch eine Erklärung für ein zunächst scheinbar ganz anderes Phänomen: die Hyperakusis.

Eine Hyperakusis liegt vor, wenn bereits solche Geräusche als unangenehm oder sogar unerträglich laut und schmerzhaft empfunden werden, die für ein gesundes Gehör absolut unauffällig sind. Dieses Phänomen kann, wie gesagt, seine Ursache darin haben, daß zu geringe Signale in das Hörsystem gelangen. Denn nach dem Prinzip der Homöostase regelt dann das Hörsystem seine Empfindlichkeit und seine Verstärkungsleistung höher und höher, was zu der beobachteten Veränderung der Unbehaglichkeitsschwelle und schließlich zur Hyperakusis führen kann. Verschlimmert wird der Zustand noch, wenn der Betroffene in Unkenntnis der Zusammenhänge jeglichem Geräusch aus dem Weg gehen will. Viele wenden sogar

Hörschutzmaßnahmen an und benutzen Ohrstöpsel, um möglichst alle Schalleindrücke auszuschließen. Die Hyperakusis wird dadurch jedoch nicht behoben, sondern ständig verschlimmert! Die Devise muß also bei Hyperakusis ebenso wie bei Tinnitus heißen: Vermeiden Sie die absolute Stille!

Diese Vorstellungen konnten auch in Tierexperimenten untermauert und belegt werden. Im zoologischen Institut der Universität Darmstadt haben Professor Langner und seine Arbeitsgruppe bei Tieren durch Gabe von hohen Dosen an Medikamenten Tinnitus hervorgerufen. Anschließend wurden mit radioaktiven Substanzen die Teile des Zentralnervensystems markiert, die unter diesen Bedingungen stärkere Aktivitäten aufwiesen als ohne tinnitusauslösende Medikamente. Dabei stellte sich heraus, daß nicht der Hörnerv erhöhte Aktivität zeigte, sondern diejenigen Hirnstrukturen der Tiere, die dem Limbischen System und der Formatio reticularis entsprechen.

Meiden Sie Stille!

 Der Tinnitus-Teufelskreis

Für das Verständnis des Tinnitus nach diesem Modell ist nicht zuletzt die Verknüpfung der Hörbahn mit dem Limbischen System, der wertenden Instanz im Zentralnervensystem, entscheidend. Akustische Signale werden von unserem Bewußtsein nicht allein über ihre physikalischen Eigenschaften wahrgenommen, sondern sie erfahren darüber hinaus auch eine Wertung. Wie bei den anderen Sinneswahrnehmungen werden den eingehenden Signalen Qualitäten zugeordnet, etwa »angenehm«/»unangenehm«, »wichtig«/»unwichtig«, »gefährlich«/»ungefährlich«, »lustvoll«/»schmerzhaft« und anderes mehr.

Dies ist für das Überleben des Menschen von großer Bedeutung, denn mehr als neunzig Prozent aller Sinnesinformationen müssen vom Bewußtseinshorizont ferngehalten werden. Würden wir alles ungefiltert auf uns einstürmen lassen, so würden wir in einer unstrukturierten Informationsflut versinken und könnten keine geordneten Entscheidungen treffen und nicht sinnvoll handeln.

Dieses Phänomen, nämlich daß die gleichen äußeren Reize – je nachdem wo und in welchem Zusammenhang sie auftreten – völlig unterschiedliche Bedeutung haben können, kann jeder im Alltag an sich selbst wahrnehmen.

Nehmen Sie zum Beispiel an, Sie sehen einen Film über Kalifornien und das Leben der dortigen Klapperschlangen. Das Rasselgeräusch, während Sie den Film sehen, würde Sie weitgehend kaltlassen; das gleiche Rasselgeräusch während eines Campingurlaubs in Kalifornien, aus unmittelbarer Nähe Ihres Schlafsackes vernommen, würde Sie sehr wohl beunruhigen.

Oder das knisternde Geräusch eines Holzfeuers – wenn es aus dem offenen Kamin in einem gemütlichen Wohnzimmer kommt, nehmen Sie es ganz anders zur Kenntnis, als wenn es sich aus dem Unterholz im Wald breitmacht. Und ob die Turbinen eines Flugzeuges nach dem Ausrollen auf der Landebahn ihr heulendes Abstellgeräusch von sich geben oder während des Fluges in großer Höhe, dürfte doch auch sehr unterschiedliche Gefühle wecken.

Die Liste der Beispiele ließe sich beliebig verlängern und auch auf andere Sinne übertragen. Daraus läßt sich jedenfalls für unser Thema schließen, daß akustische Eigenschaften eines Geräusches, wie seine Lautstärke, seine Tonlage oder seine Dauer, *allein* belanglos sind. Erst die dem Reiz durch das Limbische System zugeordnete Wertung macht daraus, was wir wirklich empfinden.

Und hier liegt nach Jastreboff auch die Erklärung dafür, daß für manche Betroffene der Tinnitus eine so bedrohliche und existentiell zerstörerische Wirkung entfalten kann. Die Wertungsinstanz hat der eigentlich kleinen Störung im auditorischen System fälschlicherweise eine absolut höchste Stufe an Wichtigkeit und Gefährlichkeit zugeordnet. Der Tinnitus ist unberechtigterweise mit massiven negativen Bewertungen belegt. Er dominiert und drängt alle übrigen Empfindungen in den Hintergrund. Dies wiederum führt zu vegetativen Reaktionen wie Schlafstörungen, Nervosität, Ratlosigkeit, Verzweiflung, Panik usw. Die vegetativen Reaktionen ihrerseits können dann wiederum die negative Wertung verstärken, so daß sich alle Komponenten gegenseitig steigern, sich aufschaukeln. Man könnte davon sprechen, daß alle Komponenten, die sich wechselseitig verstärken, eine Art Teufelskreis bilden.

Geradezu ohnmächtig ist der Betroffene diesen Einflüssen ausgesetzt. Die unheilvolle Fehlschaltung zwischen Hörsystem und Limbischem System findet nämlich unterhalb der Bewußtseinsebene statt. Diese negative Koppelung ist daher dem Willen nicht einfach zugänglich. Ähnlich wie bei anderen derartigen Reflexen ist der Betroffene nicht imstande, durch bewußte Entscheidungen und Handlungen einzugreifen. Besonders verhängnisvoll ist der oft gehörte Rat: »Gehen Sie nach Hause, und versuchen Sie, mit dem Tinnitus fertigzuwerden!« Eine solche Aufforderung bewirkt nicht selten das Gegenteil des Gewünschten und wird von Jastreboff als »negatives Counselling« bezeichnet.

Zur Illustration eine vergleichbare Aufforderung aus dem Alltag: Stellen Sie sich vor, sie lassen sich den ausgepreßten Saft einer frischen Zitrone genüßlich in den Mund laufen – aber bitte verhindern Sie dabei, daß es Ihnen den Mund zusammenzieht und Ihnen darin das Wasser zusammenläuft! Oder ein Beispiel aus dem Bereich das Hörens, das Jastreboff oft anführt: Stellen Sie sich vor, in einer Situation, in der Sie dies nicht erwarten, wird plötzlich Ihr voller Name genannt – Sie werden sich und Ihre Aufmerksamkeit dieser Stimme zuwenden, ob Sie es nun wollen oder nicht! Diese Beispiele sollen deutlich machen, daß Willensstärke und Selbstbeherrschung eine im Unterbewußtsein ablaufende Reaktionskette nicht einfach unterbrechen können.

Der Tinnitus ist somit oft zu einer bedrohlichen, monströsen Erscheinung geworden, welche die Erlebniswelt des Betroffenen völlig beherrscht. Die fälschlich gemeldete Bedrohlichkeit und die im Unterbewußtsein zugeordnete negative Wertigkeit des Tinnitus veranlassen den Organismus dann zu einer weiteren Fehlreaktion.

Ebenfalls im Unterbewußtsein – über eine andere Hirnstruktur, die bereits erwähnte Formatio reticularis – wird die ungeteilte Aufmerksamkeit auf diesen vermeintlich bedrohlichen Gegner gelenkt. Ohne daß es die betroffene Person mit Einsicht und Willen ändern könnte, muß sie sich ständig mit diesem Phantomgeräusch als einer Störung höchster Priorität beschäftigen, die der Organismus eigentlich loswerden will.

Da der Tinnitus aber mittlerweile fest in der Hörbahn verankert ist, beißt sich die Katze sozusagen in den Schwanz. Das Gegenteil des erstrebten Ziels wird erreicht. Der Organismus wird den Tinnitus nämlich nicht los, sondern beschäftigt sich permanent mit ihm als einer Angelegenheit von höchster Dringlichkeit.

Keiner Willensanstrengung kann es gelingen, die im Bereich der subkortikalen unbewußten Strukturen entstandene unglückselige Verkettung zu lösen. Im Gegenteil: Derartige Anstrengungen rauben noch Kraft und verschlimmern den Zustand. Oft folgen Hoffnungslosigkeit, Resignation und der Rückzug nach innen.

Habituation – der Weg aus dem Tinnitus-Teufelskreis

Der therapeutische Ansatz, der aus diesen Vorstellungen resultiert, ist die Desensibilisierung der zentralen Hörbahn gegenüber dem Ohrgeräusch. Das akustische System muß also von seiner am Tinnitus ausgerichteten Wahrnehmung allmählich wieder zurücktrainiert werden. Es gilt zudem, die gedankliche Fixierung des Betroffenen auf seinen Tinnitus zu durchbrechen. Die TRT verfolgt das Ziel, den Tinnitus auf dem Wege der Habituation unschädlich zu machen. Eine »Heilung« in der Weise, daß der Tinnitus völlig verschwindet, wird nicht erwartet. Vielmehr ist das Ziel, den Tinnitus von einer zerstörerischen, bedrohlichen Phantomwahrnehmung in eine belanglose Nebensache umzuwandeln; Ziel ist, den Teufelskreis in einen »Engelskreis« umzugestalten (Abb. 7).

Die TRT ist eine erfolgversprechende Behandlung, keine Heilung

Dabei ist zu bemerken, daß etwa achtzig Prozent der Menschen, die auf Befragen angeben, einen Tinnitus zu haben, *nicht* unter diesem leiden. Manche Betroffene berichten sogar, daß ihr Tinnitus recht laut sei, so als ob etwa ein Müllwagen dauernd in der Nähe sei, aber er störe sie nicht. Andere Betroffene aus der Gruppe derjenigen, die stark unter ihrem Tinnitus leiden, geben hingegen an, daß er eigentlich sehr leise sei, zum

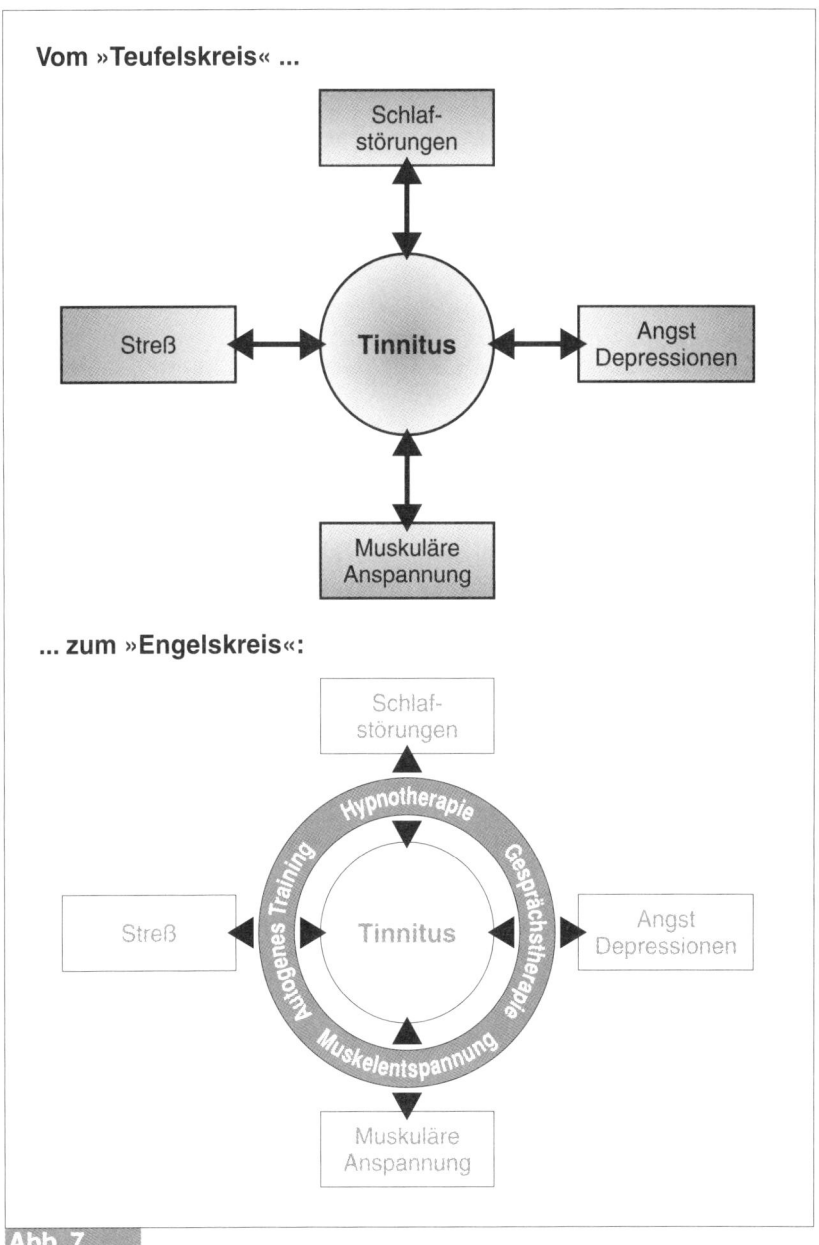

Abb. 7

Beispiel wie das Zischeln einer Schlange oder einer Zünd-schnur. Auch wenn der Tinnitus sehr leise ist, kann er also für den Betroffenen äußerst peinigend sein.

Das Ziel der TRT kann demnach auch so definiert werden: Menschen, die an Tinnitus leiden, sollen in die Lage versetzt werden, den Tinnitus als belanglos und unschädlich wahrzu-nehmen.

»Habituation«

Der Begriff »Habituation« ist von zentraler Bedeutung für das Verständnis und die Wirkung der TRT. »Habituation« bedeutet hier die passive Auslöschung der Wahrnehmung und die Ab-schwächung der Reaktion des Organismus auf ein Reizsignal.

> *Habituation des Tinnitus: passive Auslöschung seiner Wahrnehmung*

Wir alle kennen aus dem täg-lichen Leben Beispiele für die-se überlebenswichtige Form der Informationsreduktion.

Denken Sie nur an die Klei-dung, die Sie tragen. Obwohl großflächige Berührungen mit der Körperoberfläche stattfin-den, nehmen Sie diese gar nicht bewußt wahr. Erst wenn Sie darauf aufmerksam gemacht wer-den, können Sie zum Beispiel Ihre Schuhe spüren oder Ihr Hemd.

Ein anderes Beispiel sind Schallsignale wie die eigene At-mung, Geräusche beim Schlucken oder Kauen. Wir nehmen sie nicht wahr, außer wenn wir uns darauf konzentrieren. Auch der eigene Geruch und optisch vertraute Sinneseindrücke wer-den vom Organismus ausgeblendet, wenn sie für ihn belanglos sind. Nur neue und für die Existenz wichtige Reize kommen unter normalen Bedingungen in den Brennpunkt des wachen Bewußtseins eines Menschen.

Von der Habituation der Wahrnehmung muß allerdings die Habituation der Reaktion unterschieden werden. Es sind schließlich nicht nur die Ohrgeräusche selbst, die den Tinnitus-Betroffenen quälen. Folgenschwer sind auch die vegetativen Reaktionen, wie Schweißausbrüche, Konzentrationsverlust, Schlafstörungen und Depressionen.

Diese unwillkürlichen Reaktionen können ihrerseits die negative Wertung und den Schweregrad des Tinnitus verstärken (Abb. 8).

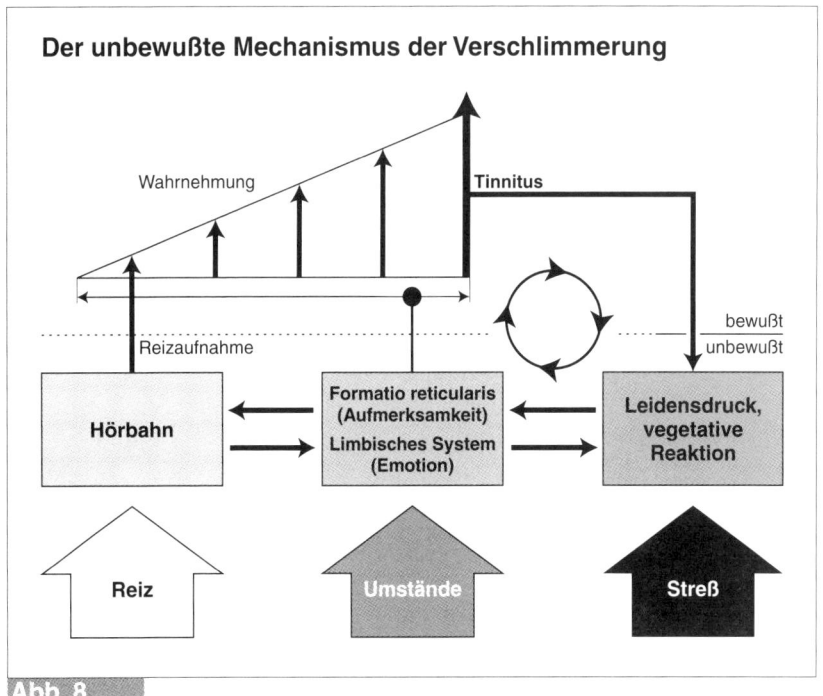

Abb. 8

Der Weg zur Habituation

Der Habituationsprozeß wird therapeutisch von drei Seiten her gleichzeitig eingeleitet.

Zunächst erfolgt die Beurteilung des Gesamtproblems durch den Hals-Nasen-Ohren-Facharzt; er stellt gegebenenfalls die Indikation zur TRT und führt das »Counselling« durch. Das englische Wort behalten wir bewußt bei, da es die ganz speziell von Jastreboff entwickelte und strukturierte Einbindung des Betroffenen in die TRT bezeichnet. Der oder die Betroffene ist innerhalb der TRT als Partner/Partnerin anzusehen, und seine beziehungsweise ihre eigene aktive Mitarbeit ist für den Erfolg des »Retrainings« – das Wort weist bereits darauf hin – von entscheidender Bedeutung.

Der zweite Ansatz besteht aus einer gezielten Beeinflussung der Hörbahn durch sogenannte gesunde Schallquellen, wobei für die überwiegende Mehrzahl der Betroffenen spezielle Schallgeneratoren – in bestimmten Fällen auch spezielle Hörgeräte – durch den Hörakustiker angepaßt werden müssen. Basierend auf dem neurophysiologischen Modell nach Jastreboff/Langner, sollen durch Aktivierung der gesunden Anteile der Hörbahn diejenigen Anteile, die krankhafterweise den Tinnitus »gelernt« haben, wieder in den ursprünglichen Reaktionszustand zurückversetzt werden (»re-learning«).

Wegen der Plastizität, der Formbarkeit der zentralen Nervennennetzwerke ist es möglich, die normalen Funktionsmechanismen des Zentralnervensystems zu nutzen: Akustische Signale werden gezielt eingespeist, um die kranken Aktivitätsmuster und synaptischen Verknüpfungen zu schwächen und gleichzeitig die ursprünglichen, gesunden neuronalen Verknüpfungen wiederherzustellen, zu aktivieren und dann auch zu stabilisieren. Dabei werden sowohl die Verbindungen innerhalb der Hörbahnen selbst moduliert als auch die synaptischen Verknüpfungen zwischen dem zentralen auditorischen System und den subkortikalen Strukturen (Limbisches System und Formatio reticularis).

Der dritte Zugang zur Habituation ergibt sich aus der Möglichkeit, mit indirekten Methoden, das heißt über spezielle psychologische Techniken, die Wechselwirkung zwischen dem Tinnitus und

Ziel der TRT: Habituation

den subkortikalen Wertungsstrukturen zu beeinflussen. Dabei kann zum einen über Assoziationsübungen die Wirkung des Limbischen Systems positiv verändert werden. Darüber hinaus kann durch psychologische Übungen und Trainingsmaßnahmen das vegetative Nervensystem harmonisiert und beruhigt werden.

Die Rolle des HNO-Facharztes, des Hörakustikers und des Psychologen

Die Indikation zur Tinnitus-Retraining-Therapie (TRT) ist Sache des Hals-Nasen-Ohren-Facharztes. Er muß nach Abschluß der ausführlichen Diagnostik und nach Abwägung der verschiedenen Behandlungsmöglichkeiten darüber entscheiden, ob die TRT für den Betroffenen – je nach Art und Schwere des Leidens – die geeignete Maßnahme ist.

In Frage kommen Patienten mit chronischem Tinnitus, deren hoher Leidensdruck erwarten läßt, daß sie den Willen haben, die relativ langfristige Therapie durchzustehen. Gerade jene leidgeprüften Menschen mit chronischem Tinnitus, bei denen bis dahin alle anderen Maßnahmen erfolglos waren, stellen eine Zielgruppe für die TRT dar. Bei begleitender Hyperakusis mit oder ohne Hörverlust ist die TRT gleichermaßen geeignet.

Zunächst wird der HNO-Facharzt ein ausführliches Beratungsgespräch, das sogenannte Counselling, anberaumen. Die physiologischen Vorgänge im Ohr sind sehr kompliziert und auch noch nicht vollständig erforscht. Für die TRT ist es von entscheidender Bedeutung, daß die Betroffenen den Hörprozeß sowie das Tinnitus-Modell nach Jastreboff/Langner zumindest in vereinfachter Form verstehen. Außerdem muß der Betroffene den festen Willen haben, diese relativ

langfristige Behandlung bestmöglich zu nutzen und durchzuhalten.

Der HNO-Facharzt wird in diesem Gespräch auch die
Funktion seiner Team-Partner erklären und das gesamte Be-
handlungsspektrum der TRT vorstellen.

Das Counselling

Unter Counselling verstehen wir die Einbettung des Betroffenen in das Netzwerk der Maßnahmen, die im Rahmen der
TRT durchgeführt werden. Das Counselling ist der Ausgangspunkt der TRT, ohne den sie
nicht möglich ist. Es benötigt zwischen einer und drei
oder mehr Stunden. In ei-
nem Gespräch werden zu-
nächst alle audiologischen
und ärztlichen Befunde mit
dem Betroffenen eingehend
besprochen und im einzel-
nen erläutert. Gegenstand
sind auch eine genaue Anamnese-Erhebung und eine
Klassifizierung des Tinnitus
nach Schweregrad mit Hil-
fe des Fragebogens nach

*Auch Hyperakusis
kann sehr erfolgreich
mit der TRT behandelt
werden, denn sie beruht
wie der Tinnitus auf
einer Fehleinstellung
der an sich gesunden
zentralen Hörbahn*

Goebel (siehe Seite 43). Zusätzlich erfolgt eine subjektive Skalierung des Tinnitus und gegebenenfalls der Hyperakusis.

Menschen, die an chronischem Tinnitus leiden, haben
vielfach schon eine Odyssee von Arztbesuchen hinter sich, die
bei der Anamnese-Erhebung aufgearbeitet werden muß. Sie
sind oft bestens aufgeklärt über die Problematik und haben

sehr differenzierte Informationen über die zugrundeliegende Störung und die verschiedenen klassischen Behandlungsmöglichkeiten. Dabei spielt auch eine große Rolle, ob und in welcher Weise Hörminderung, Hyperakusis oder Phonophobie mit dem Tinnitus verbunden sind.

Bei der TRT ist der Betroffene der Partner des Behandlungsteams

Es ist daher von ausschlaggebender Bedeutung, daß der HNO-Facharzt, der das Counselling durchführt, die Materie sicher beherrscht und über hervorragende fachliche Kompetenz auf diesem Spezialgebiet verfügt. Sobald ein Betroffener in irgendeiner Hinsicht mehr über Tinnitus weiß als der Arzt, kann dieser die Rolle des Trainers nicht mehr ohne weiteres beanspruchen.

Diese Rollenverteilung ist aber für die TRT erwünscht: ein Trainer und ein aktiv Trainierender, die ein gemeinsames Ziel erreichen wollen – die Habituation des Tinnitus. Der Tinnitus-Betroffene ist also nicht ein Pillen-, Maßnahmen- oder gar Befehlsempfänger, sondern der aktiv trainierende Partner; der Arzt ist aufgrund seiner Erfahrung, seiner Kompetenz und seiner Zuwendung der Trainer, der akzeptiert wird (oder bei mangelnden Voraussetzungen eben auch zurückgewiesen werden kann). Erfolg läßt sich wirklich nur gemeinsam erreichen.

Im weiteren Verlauf des Counsellings wird dem Betroffenen das neurophysiologische Modell nach Jastreboff/Langner nahegebracht. Da der Betroffene als Partner angesehen wird, der selbst entscheidend zum Gelingen der Therapie beitragen soll, ist es erforderlich, daß er das zugrundeliegende Modell möglichst in allen für ihn wesentlichen Einzelheiten versteht. Nur wenn die betroffene Person die inneren Zusammenhänge und den Sinn des Behandlungskonzeptes selbst erkennt, kann sie überzeugt, engagiert und zuversichtlich am Zustandekommen der Habituation mitarbeiten. Alle Fragen müssen ruhig und offen besprochen, diskutiert und beantwortet werden. In diesen Bereich gehören die Probleme, welche die Funktionsweise des menschlichen Hörsystems betreffen. Anatomische und physiologische Bezeichnungen müssen erklärt und dargestellt werden. Dazu eignet sich besonders ein vergrößertes Anschauungsmodell des Innenohres, an dem die Hörschnecke, der Hörnerv und die Gehörknöchelchen gut erkennbar sind. Des weiteren ist reichhaltiges Material an Fotos, Grafiken und Diagrammen zu den Haarzellen, der zentralen Hörbahn usw. zur Veranschaulichung des Verfahrens hilfreich, ja sogar notwendig.

Sobald die allgemeinen Grundlagen abgehandelt sind, werden die individuellen Befunde hierzu in Beziehung gesetzt. Der Verlauf der Hörschwelle wird im einzelnen ausgewertet, im Vergleich dazu wird dann die Frequenz und Lautheit des Tinnitus dargestellt. Die Unbehaglichkeitsschwelle, die otoakustischen Emissionen und alle weiteren individuellen Ergebnisse der audiologischen Untersuchungen werden auf verständliche Weise erklärt, im einzelnen gewürdigt und in den größeren Zusammenhang gestellt.

Als nächster Schritt erfolgt die Zuordnung des Betroffenen zu einer bestimmten Kategorie, je nachdem, ob ein Hörverlust, eine Hyperakusis oder ein Tinnitus im Vordergrund steht. Die Klassifizierung entscheidet zugleich darüber, welche Art der Behandlung im einzelnen für diesen bestimmten Patienten in Frage kommt. Dabei muß ermittelt werden, welche Kombination von Hörgerät, Sanus-Noiser und anderen Maßnahmen die Habituation am schnellsten und sichersten gewährleisten dürfte.

Die von Jastreboff eingeführte Kategorisierung von 0 bis 5 berücksichtigt zahlreiche zusätzliche Randbedingungen und

Begleitumstände. Die große Kunst des Counsellings besteht darin, hier die richtigen Entscheidungen zu treffen. Darüber hinaus ist es möglich, daß ein Betroffener während der Therapie von einer Kategorie in eine andere wechselt.

Eine erschöpfende Darstellung des Counsellings nach Jastreboff würde den Rahmen dieses Buches sprengen. Um das Counselling als Arzt effektiv und kompetent durchführen zu können, bedarf es einer intensiven Schulung und Spezialausbildung, wie sie für HNO-Fachärzte an verschiedenen Instituten angeboten wird, so auch am Tinnitus- und Hyperakusis-Institut von Jastreboff in Maryland, USA, oder am TRT-Zentrum in Nottingham, Großbritannien.

 Das »rosa« Rauschen

Nach dem Counselling wird sich der Betroffene an einen speziell dafür geschulten Hörakustiker wenden, der die Funktion des sogenannten *Sanus-Noisers* (des »Gesund-Rauschers«) erklärt.

Das kleine Gerät, speziell für die TRT entwickelt, wird normalerweise in einer der Falten des Ohres getragen. Dadurch bleibt der Gehörgang frei, und das natürliche Hören sowie vor allem das Sprachverstehen werden nicht eingeschränkt. Im Bedarfsfall können die Geräte, ausgestattet mit einer Schlauchverbindung, auch hinter dem Ohr getragen werden. Sie werden so befestigt, daß auch sportliche Aktivitäten ohne weiteres möglich sind.

Für das Retraining nach der neurophysiologischen Theorie von Jastreboff muß das Geräusch eine möglichst große Bandbreite an Frequenzen haben. Entgegen den hergebrachten audiologischen Überlegungen ist es nicht notwendig, ja geradezu nicht erwünscht, daß das Geräusch auf die Frequenz oder Tonhöhe des Tinnitus zentriert ist. Es soll ja eine »statistisch unkorrelierte«, also eine »unbestimmte«, völlig »zufällige« Aktivität in das periphere Hörsystem eingespeist werden, weil, wie bereits dargestellt, eine solche »unkorrelierte« Spontanaktivität der Hörnerven-Fasern eben »Ruhe« beziehungsweise »Stille« empfinden läßt (siehe hierzu Seite 59). Hochfrequente Töne werden häufig als unangenehm wahrgenommen. Ganz besonders trifft dies für Personen mit Hochfrequenz-Hörverlust zu. Da es im Bereich des größten Hörverlusts häufig Geräuschverzerrungen gibt, sind für sie Hochfrequenz-Töne noch unangenehmer.

Der Sanus-Noiser erzeugt daher ein angenehmes »rosa« Rauschen, das in etwa der Frequenzbreite der Alltagsgeräusche entspricht – und zugleich derjenigen von beispielsweise Bachs Brandenburgischen Konzerten oder anderen beliebten Musikstücken.

Die Lautstärke der Sanus-Noiser wird individuell auf das jeweilige Tinnitus-Geräusch eingestellt. Ein fachlich versierter Hörakustiker muß immer wieder kontrollieren, ob der Betroffene die Lautstärke richtig dosiert. Der Sanus-Noiser soll den Tinnitus nicht übertönen (wie der herkömmliche sogenannte Masker), sondern ihn nur sanft »umspülen«. Viele Sanus-Noiser-Träger haben spontan geäußert, sie fühlten sich schon durch das Geräusch irgendwie entspannt. Manche erinnert es an eine ruhige Meeresbrandung oder ein leichtes Wehen des Windes.

Meiden Sie Stille!

Im Gegensatz zu den Maskern, die »weißes« Rauschen beziehungsweise frequenzspezifische Geräusche abgeben, werden die Sanus-Noiser mit ihrem »rosa« Rauschen nach den bisherigen Erfahrungen auch nach mehreren Monaten noch als angenehm empfunden. Bei Hyperakusis werden ebenfalls beidseitig Sanus-Noiser eingesetzt. Auch hier muß die Lautstärke individuell geregelt und der jeweiligen Hyperakusis angepaßt werden.

Jeder Betroffene kann die Sanus-Noiser übrigens eine Woche ausprobieren und dann entscheiden, ob er die Therapie fortsetzen möchte. Während dieser Woche ist erst einmal keinerlei Beeinflussung des Tinnitus oder der Hyperakusis zu erwarten. Die Probephase dient lediglich dazu, festzustellen, ob das »rosa« Rauschen über viele Stunden täglich positiv aufgenommen werden kann.

Die psychologische Unterstützung

Dritter Ansprechpartner für den von Tinnitus und gegebenenfalls Hyperakusis Betroffenen ist im Rahmen der TRT ein geschulter Psychologe. Seine Aufgabe ist, den Tinnitus-Teufelskreis zu durchbrechen: Tinnitus und/oder Hyperakusis aktivieren im menschlichen Unterbewußtsein einen Verstärkungsmechanismus, der den Tinnitus verschlimmern beziehungsweise Hyperakusis erst hervorrufen kann.

Die drei Säulen der TRT: Counselling (HNO-Facharzt), Sanus-Noiser (Hörakustiker), psychologische Unterstützung (Psychologe)

Durch Umlenkung der Aufmerksamkeit, Entspannungstechniken und kognitive Therapien sowie durch Erlernen einer neuen Art der Wahrnehmung kann dieser Tinnitus-Teufelskreis durchbrochen werden.

Während der gesamten Therapie finden regelmäßig Kontrolltermine beim HNO-Facharzt statt, der kontinuierlich audiologische Messungen vornimmt und die Fortschritte beratend
begleitet.

Insgesamt darf festgestellt werden, daß den vielen gewich-
tigen Vorteilen der TRT im allgemeinen nur wenige Nachteile
gegenüberstehen (Tabelle 1, Seite 84).

Vorteile der TRT

Für alle Betroffenen geeignet, die den festen Willen haben, eine Therapie über einen längeren Zeitraum durchzuhalten

Aktive Mitarbeit der Betroffenen, die als Partner am Gelingen mitwirken

Begrenzte Behandlungsdauer

Bei sorgfältiger Diagnose absolut ungefährlich und ohne Nebenwirkungen

Keine Medikamente nötig

Bringt über siebzig Prozent der Patienten einen Nutzen; bei einem Teil kommt es auch zu einer totalen Blockade der Tinnitus-Wahrnehmung, manche haben den Eindruck, daß er leiser wird

Beseitigt die durch Tinnitus und seine Wahrnehmung verursachte Störung des Wohlbefindens

Sehr wirksam bei Hyperakusis

Beeinträchtigt weder das Hörvermögen noch das Sprachverstehen

Kostengünstiger als andere Therapien, die etwa längere Kuraufenthalte vorsehen

Psychologische Behandlung beseitigt oft auch die Ursachen des Tinnitus-Ausbruchs

Behandlung erfolgt ambulant

Nachteile der TRT

Behandlung verlangt Geduld, sie dauert etwa ein bis zwei Jahre

Sanus-Noiser müssen täglich mehrere Stunden in den Ohren getragen werden

Die meisten gesetzlichen Krankenkassen übernehmen die Kosten nur für die Sanus-Noiser; es handelt sich dabei immer noch um Einzelfall-Entscheidungen (unbedingt bei der Krankenkasse bzw. Krankenversicherung nachfragen!)

Tabelle 1

Der Sanus-Noiser

Der Unterschied zwischen Sanus-Noiser und Masker

Die Sanus-Noiser sind die zentralen Elemente der Tinnitus-Retraining-Therapie – winzige Geräuschgeneratoren, kaum fingernagelgroß und unscheinbar beige (Abb. 9). Sie rauschen, wie bereits erwähnt, »rosa«, das heißt, ihr Frequenzspektrum entspricht demjenigen von Alltagsgeräuschen. Die Lautstärke kann vom Träger individuell eingestellt werden; das Rauschen soll gerade noch wahrnehmbar sein. Damit unterscheiden sie sich ganz wesentlich von den Maskern, mit denen sie oft verwechselt werden.

Die Funktion eines Maskers beruht darauf, daß ein akustisches Signal durch ein anderes akustisches Signal verändert, verdeckt und überlagert werden kann. Die Vorstellung, dadurch einen Tinnitus gleichsam *verdrängen* zu können, gibt es schon sehr lange.

Demgegenüber soll bei der TRT ein subjektiv empfundenes Phänomen, also eine Phantomempfindung, durch ein äußeres akustisches Signal *beeinflußt* werden. Daher sollte der Begriff »Masker« in diesem Zusammenhang nicht verwendet werden.

Eine Behandlung durch ein starkes, äußeres akustisches Signal könnte man höchstens als Tinnitus-Suppression oder -Vertäubung bezeichnen. Die TRT hingegen bezweckt eine

Habituation des Tinnitus. Damit der Tinnitus jedoch habituiert werden kann, muß er *wahrnehmbar* bleiben.

Die Tinnitus-Habituation mit dem Sanus-Noiser ist also
theoretisch und praktisch etwas völlig anderes als die herkömmliche Tinnitus-Maskierung mit dem Masker. Diesen
wichtigen Unterschied verdeutlichen auf den folgenden Seiten
die Abbildungen 10 A bis D und die Tabelle 2.

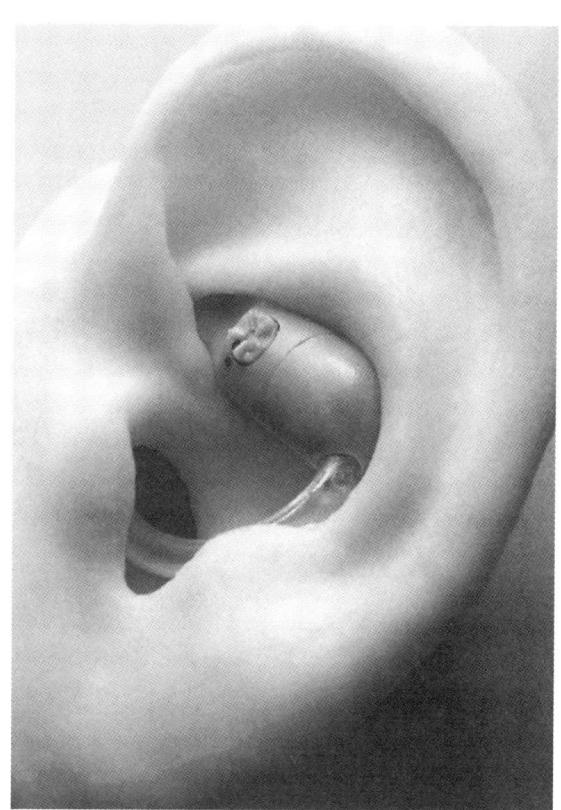

Sanus-Noiser

Der hilfreiche
»Ohrwurm«, in
der Ohrmuschel
getragen –
der Gehörgang
bleibt offen

Foto:
Hansaton Akustik

Abb. 9

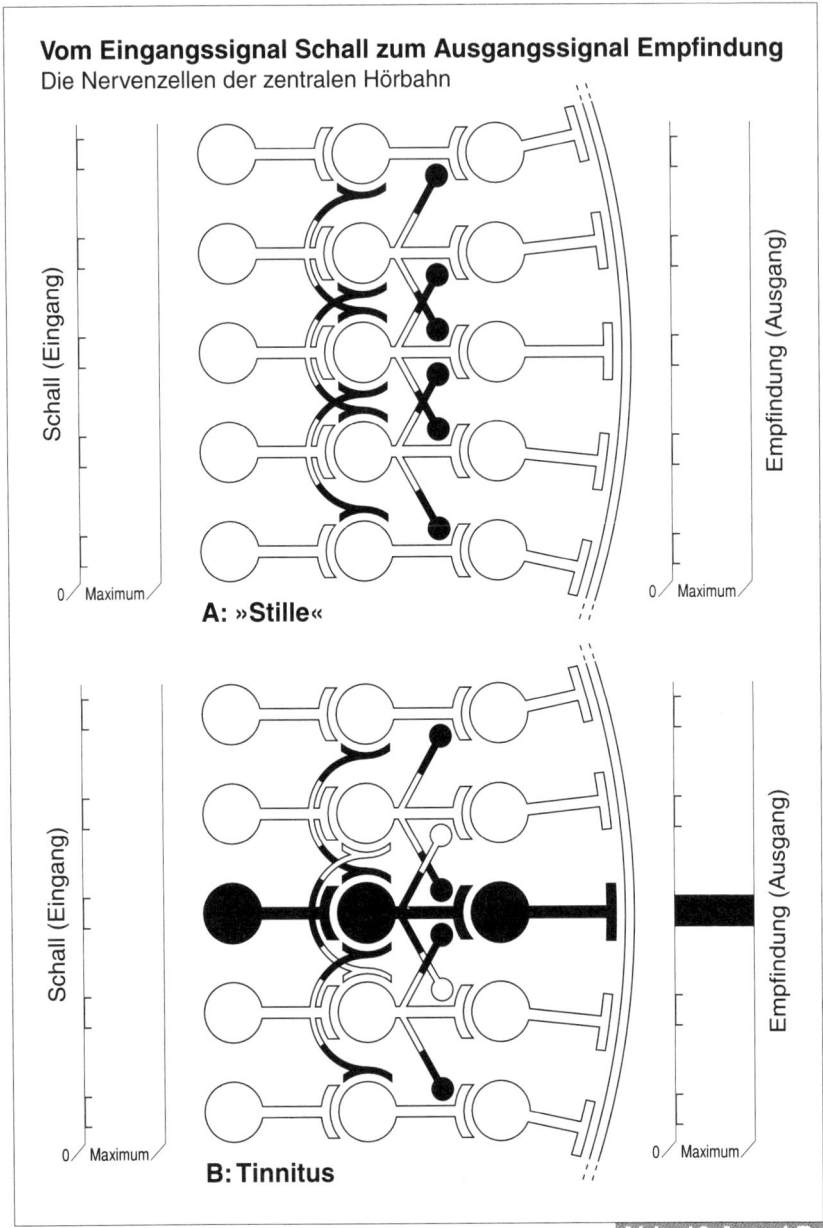

Vom Eingangssignal Schall zum Ausgangssignal Empfindung
Die Nervenzellen der zentralen Hörbahn

A: »Stille«

B: Tinnitus

Abb. 10 A und B

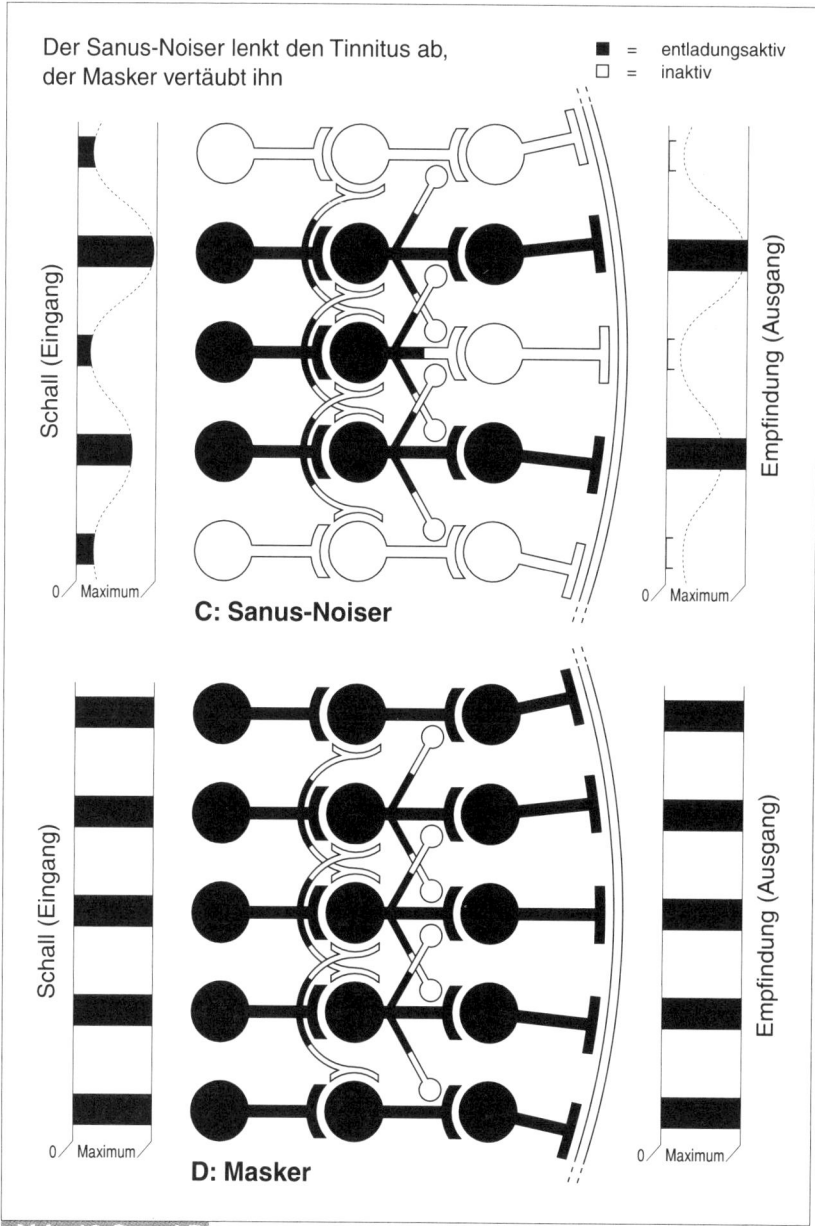

Abb. 10 C und D

Tinnitus-Maskierung mit dem Masker	Tinnitus-Habituation mit dem Sanus-Noiser
Nur das Tinnitus-Ohr wird maskiert	Beidohrige Anwendung, auch bei einseitigem Tinnitus
Frequenzspezifisches Geräuschspektrum, »weißes« Rauschen	Breitbandiges Geräuschspektrum, »rosa« Rauschen
Meist verschlossener Gehörgang	Immer offener Gehörgang
Lautstärke kann sehr weit erhöht werden	Lautstärke kann sehr weit zurückreguliert werden, 0 dB sind möglich
Anwendung, wenn der Tinnitus unerträglich ist	Tägliche Anwendung über einen längeren Zeitraum
Keine Kontrolle nötig, Abgabe über den Ladentisch	Professionelle Einstellung und regelmäßige Kontrolle durch den Hörakustiker, gründliche Vorbereitung des Betroffenen durch den HNO-Facharzt, zusätzliche Hör- und Fokussierübungen mit dem Hörakustiker
Masker-Hörgerät-Kombination möglich	Hörgerät und Sanus-Noiser werden abwechselnd getragen oder separat geschaltet, wobei der Sanus-Noiser in möglichst ruhiger Umgebung stets separat angewendet wird
Hörschädigung beziehungsweise Verschlimmerung des Tinnitus durch zu hohe Lautstärke möglich	Keine Beeinträchtigung des Hörvermögens möglich; kein zusätzlicher Hörschaden und keine Verschlimmerung des Tinnitus als Behandlungsfolge, da »Low-Level-Versorgung«
Einige, aber nicht alle Fälle von Tinnitus können maskiert werden	Breiter gefächerte Anwendbarkeit
Vertäubung des Tinnitus macht Habituation unmöglich und führt zu keiner dauerhaften Wirkung	Ablenkung des Tinnitus ermöglicht Habituation und dauerhafte Wirkung

Tabelle 2

Retraining durch »rosa« Rauschen

Habituation kann entscheidend gefördert werden mit dem gesunden, natürlichen »rosa« Rauschen der Sanus-Noiser, das sich deutlich von dem künstlichen Schmalbandgeräusch und dem »weißen« Rauschen der Masker unterscheidet (Abb. 11 A und B).

Daß das »rosa« Rauschen nach den bisherigen Erfahrungen auch noch nach mehreren Monaten als angenehm empfunden wird, hängt nicht zuletzt mit dem sogenannten Powerspektrum des »rosa« Rauschens zusammen, das demjenigen vieler populärer Musikstücke entspricht.

Wandelt man beispielsweise ein Brandenburgisches Konzert von Bach oder einen Song der Beatles in ein Powerspektrum um, untersucht man also, wieviel Energie bei welcher Frequenz in dieser Musik enthalten ist, dann zeigt sich ein Verlauf parallel zu demjenigen des »rosa« Rauschens. Das Verhältnis von Frequenz und Energiegehalt ist linear: Je höher der Ton, desto weniger ist er im Powerspektrum vertreten. Wie die Kurve zeigt, entspricht der Energiegehalt des Ersten Brandenburgischen Konzerts in etwa dem des »rosa« Rauschens (Abb. 12).

Die TRT mit dem Sanus-Noiser läßt sich recht gut durch folgenden Vergleich erläutern: Stellen Sie sich eine brennende Glühbirne im Sonnenlicht vor; sie ist kaum wahrnehmbar. Im Dunkeln hingegen ist das Licht der Glühbirne deutlich zu

Farben, die man hören kann

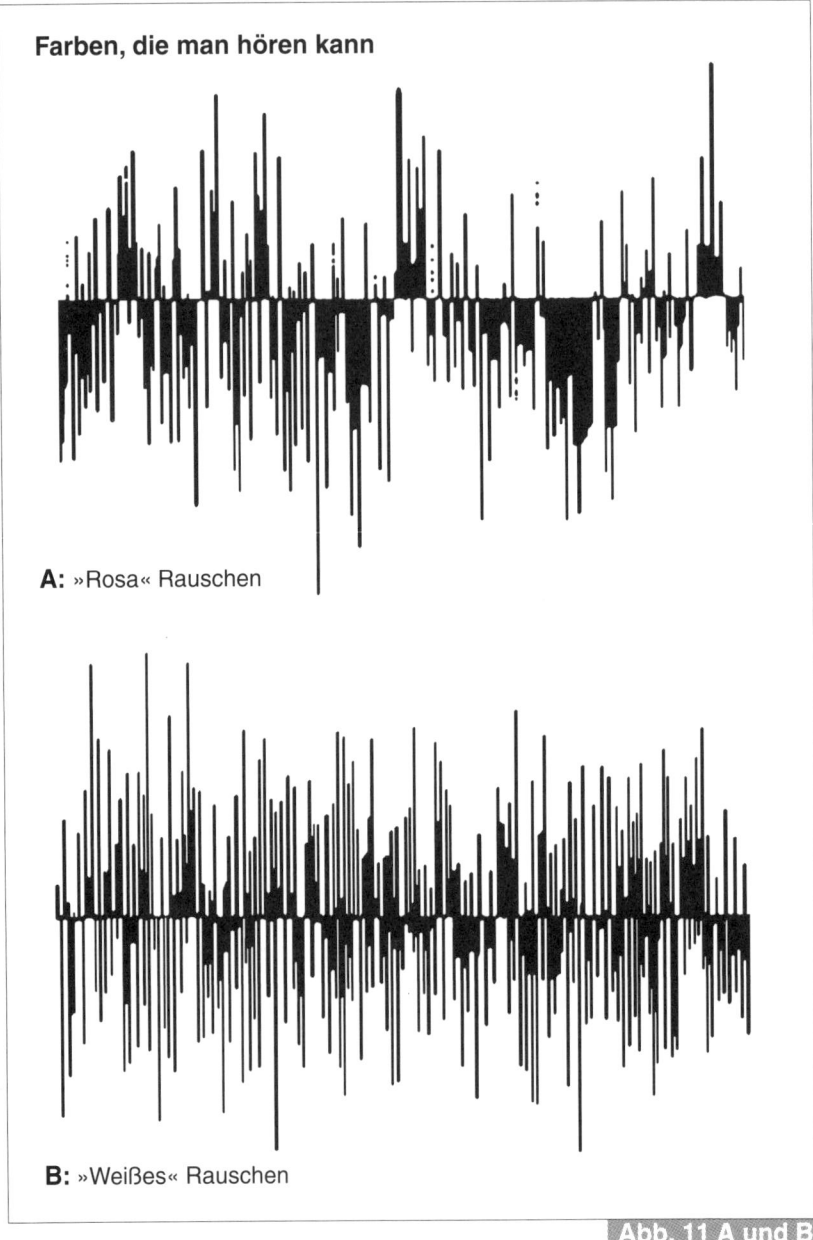

A: »Rosa« Rauschen

B: »Weißes« Rauschen

Abb. 11 A und B

sehen. Übertragen auf den Sanus-Noiser, bedeutet das: Im Rauschen des Sanus-Noisers verliert der Tinnitus an Kontrast und wird daher kaum mehr wahrgenommen. Die Geräuschtherapie mit dem Sanus-Noiser wirkt also dadurch, daß das auditorische System mit konstanten, niedrigschwelligen, neutralen akustischen Signalen versorgt wird, um den Unterschied zwischen der tinnitusbezogenen neuronalen Aktivität und der neuronalen Hintergrundaktivität zu verringern. So soll die Fokussierung, die Konzentration der Wahrnehmung auf den Tinnitus verhindert werden.

Die Abbildungen 13 A bis C veranschaulichen modellhaft und stark vereinfacht die Wirkungsweise des Sanus-Noisers;

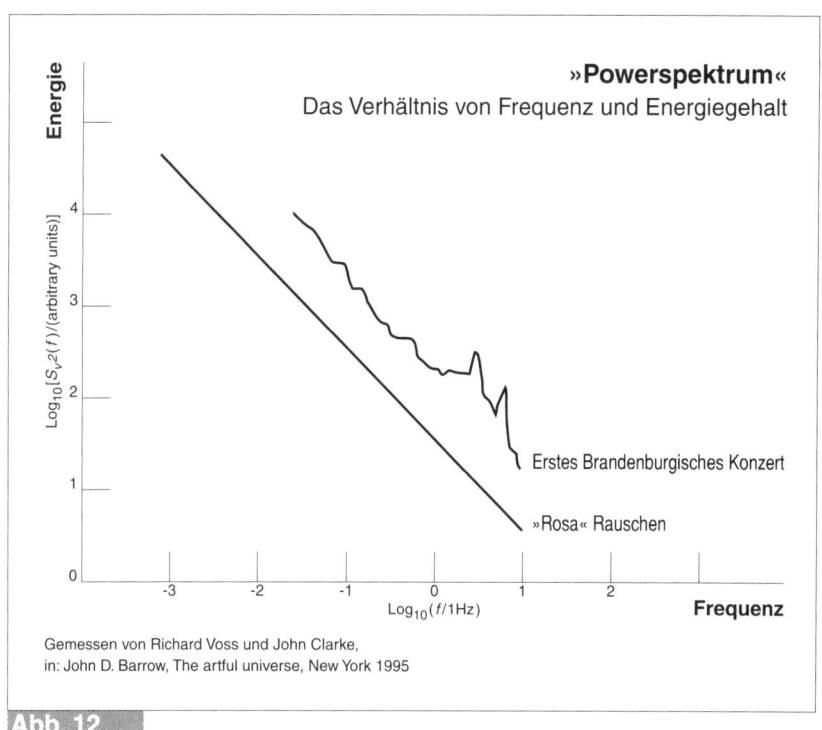

Gemessen von Richard Voss und John Clarke,
in: John D. Barrow, The artful universe, New York 1995

Abb. 12

hierbei wird das Prinzip dargestellt, wie durch Aktivierung gesunder Anteile des akustischen Systems die krankhaft aktiven Anteile »besänftigt« und »gesundtrainiert« werden können. Im Ruhezustand (Abb. 13 A) weisen die Hörnerven-Fasern eine recht hohe Spontanaktivität auf. Die Entladungen der Zellen sind aber »statistisch unkorreliert«, sozusagen »unbestimmt«, »zufällig«; für die zentrale Wahrnehmung bedeutet dies: »Stille«. Bei Tinnitus (Abb. 13 B) entladen sich die Hörnerven-Zellen rhythmisch, manchmal in Salven. Diese Entladungen sind demnach untereinander »korreliert«, also nicht »unbestimmt«, nicht »zufällig«; für die zentrale Wahrnehmung bedeutet dies: Es liegt ein akustisches Signal vor – hier eben ein Tinnitus. Infolge der Einspeisung von »rosa« Rauschen in das Hörsystem durch den Sanus-Noiser (Abb. 13 C) wird die Rhythmizität der Hörnerven-Entladungen abgeschwächt und deren »Unkorreliertheit« gefördert. Der Kontrast zwischen den salvenartigen Entladungsspitzen des Tinnitus und der »unkorrelierten« Entladungsaktivität wird vermindert; für die zentrale Wahrnehmung bedeutet dies: mehr »Stille«. Mit dem »rosa« Rauschen wird also »Stille« eingebracht.

Auf diese Weise kann aber auch auf der Ebene der Haarzellen in der Hörschnecke »Stille« signalisiert werden, wie sich an einer im Laufe von zehn Wochen reduzierten Rhythmizität in den otoakustischen Emissionen zeigt (Abb. 14).

 Beratung und Einstellungen

Für die erfolgreiche Versorgung mit einem Sanus-Noiser ist im Vorfeld eine gründliche Beratung durch einen tinnitus-/hyperakusiserfahrenen Hörakustiker notwendig, der hierfür eine spezielle Weiterbildung absolviert hat (zu Aufgaben und Tätigkeit des Hörakustikers im einzelnen siehe Seite 195 ff).

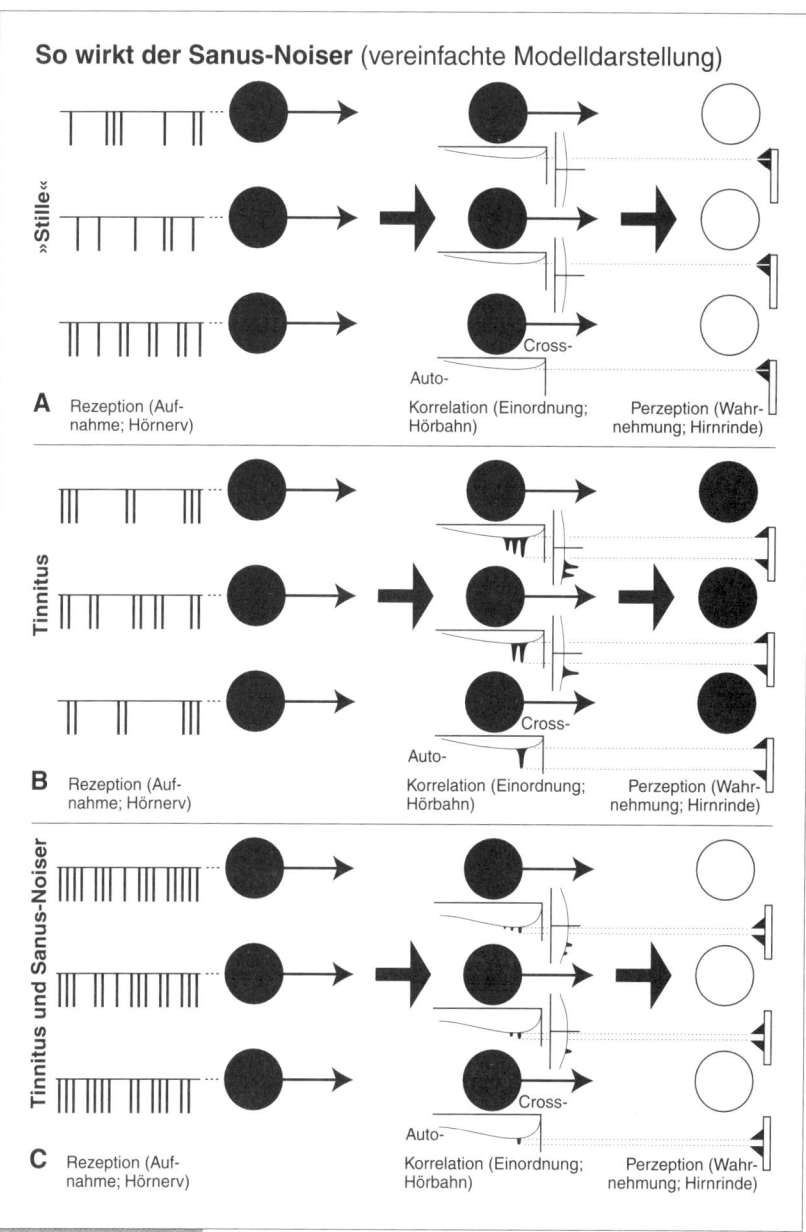

So wirkt der Sanus-Noiser (vereinfachte Modelldarstellung)

»Stille«

A Rezeption (Auf-
nahme; Hörnerv)

Cross-
Auto-
Korrelation (Einordnung;
Hörbahn)

Perzeption (Wahr-
nehmung; Hirnrinde)

Tinnitus

B Rezeption (Auf-
nahme; Hörnerv)

Cross-
Auto-
Korrelation (Einordnung;
Hörbahn)

Perzeption (Wahr-
nehmung; Hirnrinde)

Tinnitus und Sanus-Noiser

C Rezeption (Auf-
nahme; Hörnerv)

Cross-
Auto-
Korrelation (Einordnung;
Hörbahn)

Perzeption (Wahr-
nehmung; Hirnrinde)

Abb. 13 A bis C

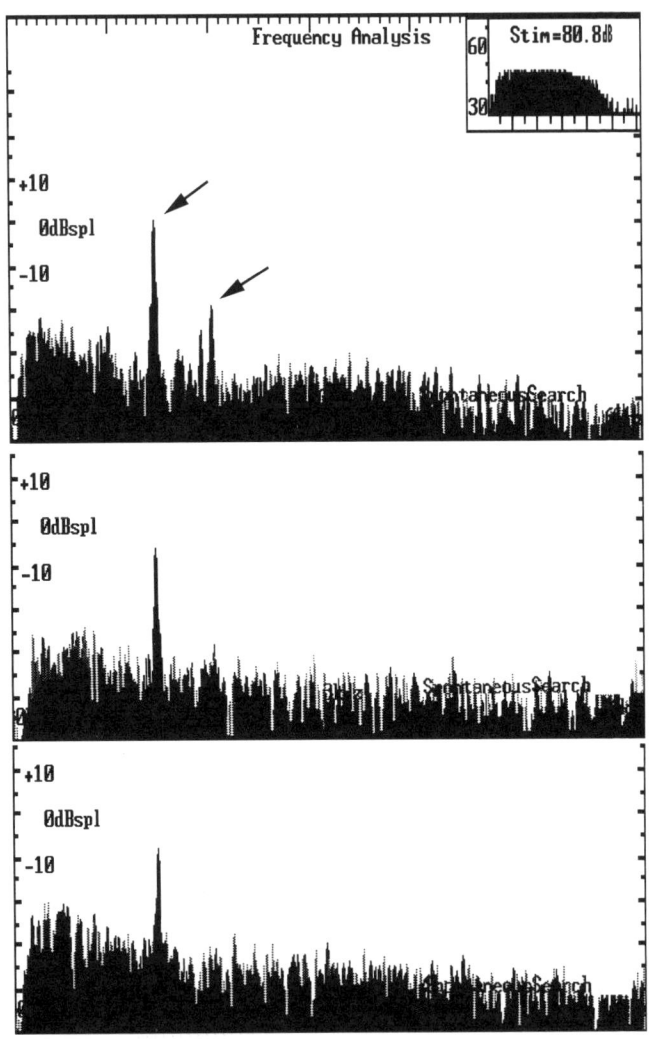

So wird es »stiller«

Die Rhythmizität der otoakustischen Emissionen vor der TRT (oben)
sowie nach sechswöchiger (Mitte) und zehnwöchiger Anwendung des
Sanus-Noisers (unten) am Beispiel einer Tinnitus-Patientin

Abb. 14

Der HNO-Facharzt wird zunächst klären, ob der Tinnitus allein oder zusammen mit Hörverlusten und/oder Hyperakusis auftritt und ob die Probleme auf beiden Ohren gleich sind. Das Hörvermögen kann bei Tinnitus beziehungsweise Hyperakusis unterschiedlich betroffen sein (Abb. 15 A bis D). Weitere Tests schließen sich an, zum Beispiel eine genauere Klärung des Dynamikbereichs und spezielle Tinnitus-Untersuchungen.

Darüber hinaus stehen dem erfahrenen Hörakustiker verschiedene, auf das komplexe Tinnitus-Muster jedes einzelnen Betroffenen abgestellte Untersuchungsprogramme, Tests und Auswertungsverfahren zur Verfügung, um auch im weiteren Verlauf den Erfolg der Therapie dokumentieren und beurteilen zu können.

Sehr wichtig sind audiologische Messungen. Ein sogenannter Pitchmatch beispielsweise hilft über Vergleichsgeräusche bei der Ermittlung von Tonheitsempfinden (wahrgenommene Frequenz des Tinnitus) sowie Lautheitsempfinden. Eine weitere Messung gilt dem »Most Troublesome Tinnitus« (MTT), dem quälendsten Tinnitus des jeweiligen Tages; sie wird mittels Vergleichstönen vorgenommen. So lassen sich Informationen über Tonheit und Lautheit des Tinnitus und deren Veränderung im Therapieverlauf gewinnen.

Eine der häufigeren Untersuchungen gilt der »Minimum-Maskierungsschwelle«. Hierbei sollte man ebenso wie bei der Ermittlung der Unbehaglichkeitsschwelle unbedingt besondere Vorsicht walten lassen, wenn Hyperakusis vorliegt; bei der Messung der Impedanz (Trommelfellbeweglichkeit) sollte darauf geachtet werden, daß sie nur bei 250 Hertz vorgenommen wird.

Im Rahmen der Anamnese wird ein Tinnitus-Paß angelegt, in dem der Tinnitus in regelmäßigen Abständen bewertet und der Therapieverlauf dargestellt wird. Er ist ein wichtiges Hilfs-

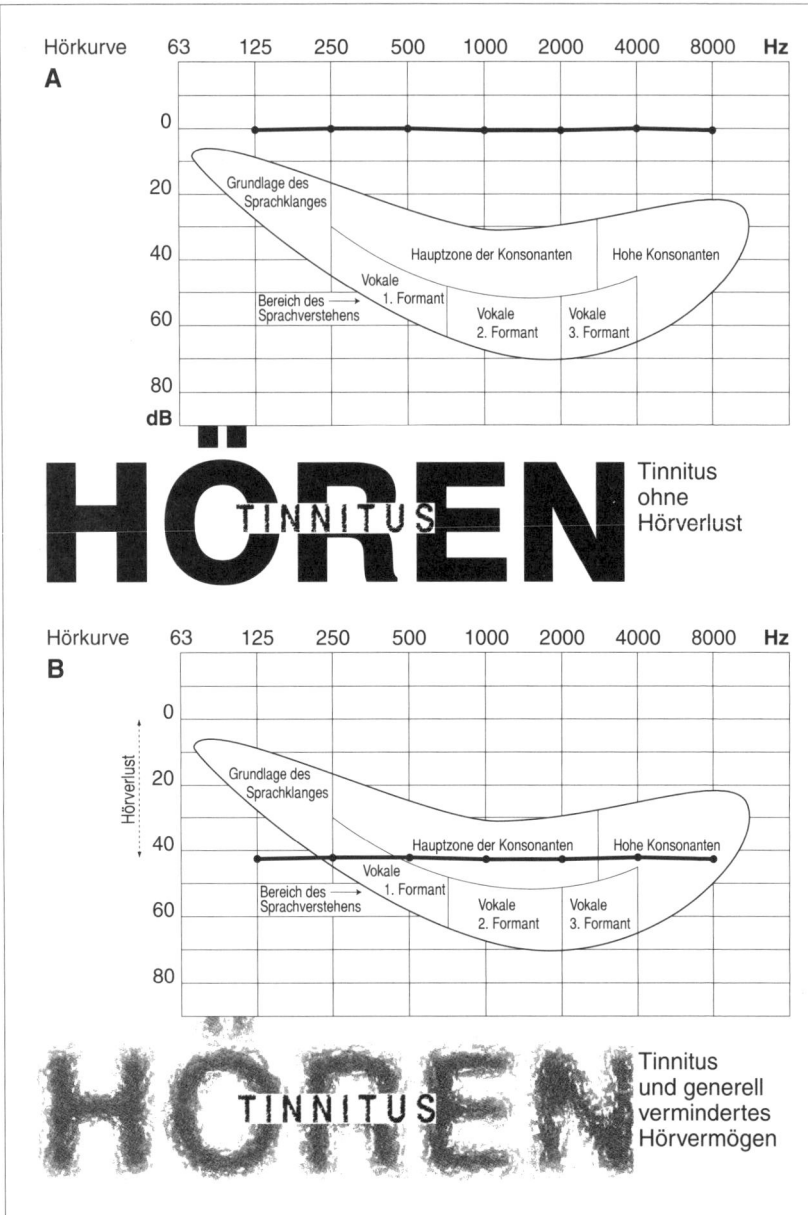

Abb. 15 A und B

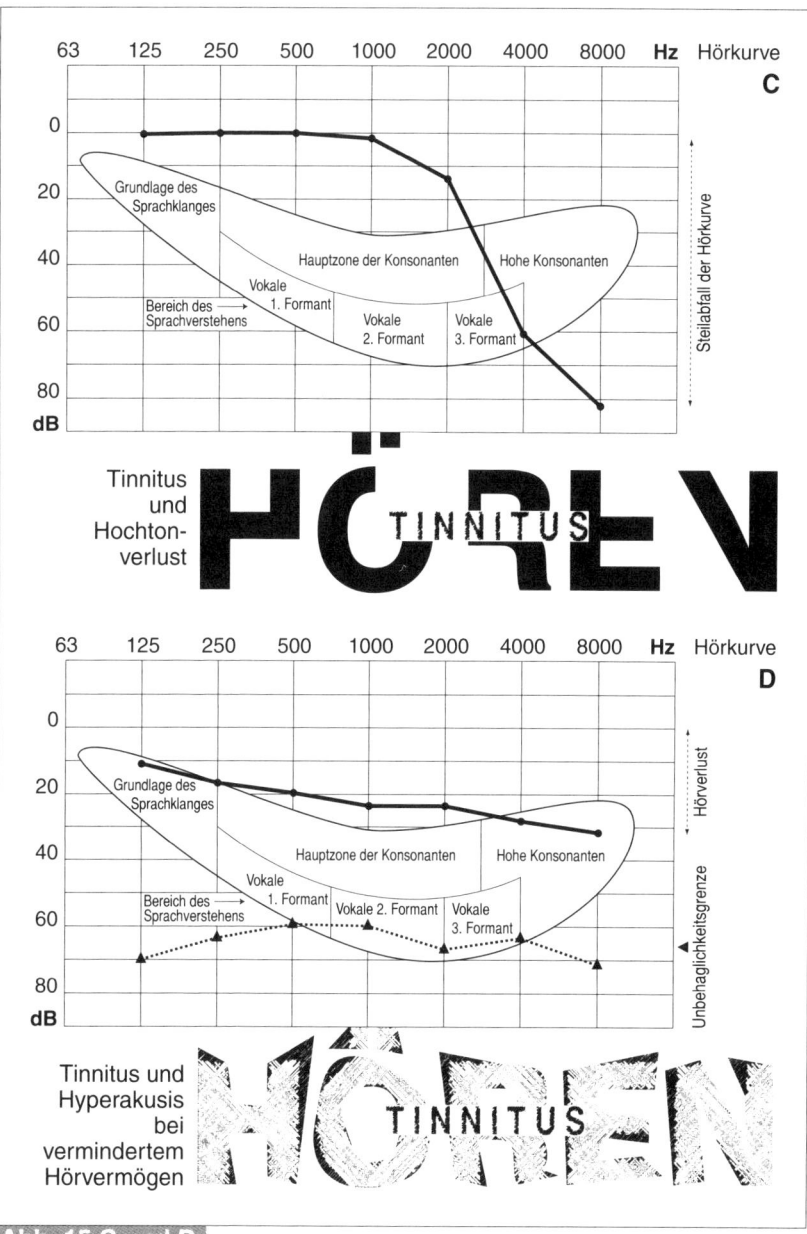

Abb. 15 C und D

mittel zur Kommunikation zwischen dem Betroffenen und den beteiligten Spezialisten (Abb. 16).

Anhand der so gewonnenen Informationen lassen sich die Tinnitus-Betroffenen je nach dem spezifischen Muster der ein-

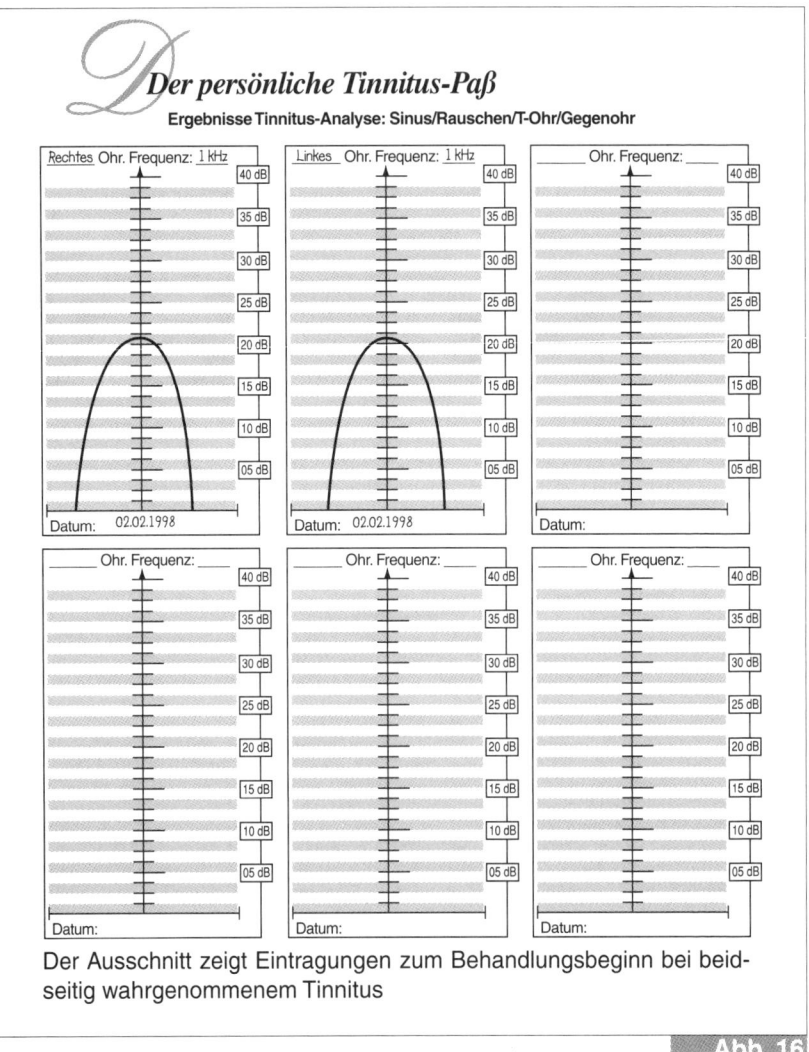

Der Ausschnitt zeigt Eintragungen zum Behandlungsbeginn bei beidseitig wahrgenommenem Tinnitus

Abb. 16

zelnen Symptome verschiedenen Kategorien zuordnen. Jastreboff unterscheidet, wie erwähnt, die Kategorien 0 bis 5, je nach
Stärke des Tinnitus und seinen Begleitsymptomen, ob er also
mit oder ohne Hyperakusis, mit oder ohne Hörverlust auftritt.
Der weitaus größte Teil der Betroffenen, rund neunzig Prozent,
ist der Kategorie 1 zuzuordnen, die unter anderem durch folgende Kriterien charakterisiert wird: Der Tinnitus ist stark
belastend, es liegen aber keine Hyperakusis und kein relevan-
ter subjektiver Hörverlust vor.

Das von Jastreboff in jahrelanger Tätigkeit erarbeitete, sehr
differenzierte Einteilungssystem von Tinnitus-Betroffenen in
bestimmte Gruppen ist für die TRT von größter Wichtigkeit.
An dieser Einteilung kann sich der HNO-Facharzt bei der
Entscheidung orientieren, ob und wann er dem Patienten
überhaupt die Versorgung mit dem Sanus-Noiser empfehlen
soll oder ob im Einzelfall die Anpassung eines speziellen
Hörgerätes im Hinblick auf die TRT mehr Erfolg verspricht.
Auch Indikationen bezüglich zusätzlicher Maßnahmen beziehungsweise individuell kombinierter Behandlungskompo-
nenten lassen sich anhand dieser Kategorisierung stellen.

Wenn man sich den Tinnitus als Fels im Meer vorstellt, so soll
er zu Beginn vom »rosa Rauschen umspült« werden wie von
einer sanften Brandung (Abb. 17).

Orientierungspunkt ist der sogenannte Mixingpoint; Tinnitus und Sanus-Noiser-Rauschen werden gemischt. Die Einstellung des Sanus-Noisers muß in regelmäßigen Abständen
vom Hörakustiker kontrolliert und auf die Lautheit des Tinnitus abgestimmt werden. Wird der Tinnitus leiser, muß auch
der Sanus-Noiser leiser gestellt werden. Am Morgen wird der
Sanus-Noiser nach der Lautstärke des Tinnitus-Geschehens
vom Betroffenen eingestellt und sollte dann nicht mehr ver-
stellt, also möglichst vergessen werden. Wichtig ist auch ein

stabiles Rauschen, das möglichst geringen Schwankungen der Batteriespannung unterliegt.

Als Gerätetyp empfiehlt sich der gänzlich offene Helix-Typ (Abb. 9, Seite 87) oder eine Maßanfertigung mit offenem Gehörgang und entsprechenden Halteklammern. Zusätzlich können Hörgeräte getragen werden, sofern ein Hörverlust vorliegt. So kommt es zu einer Entlastung der oft stark erhöhten Konzentration beim Sprachverstehen.

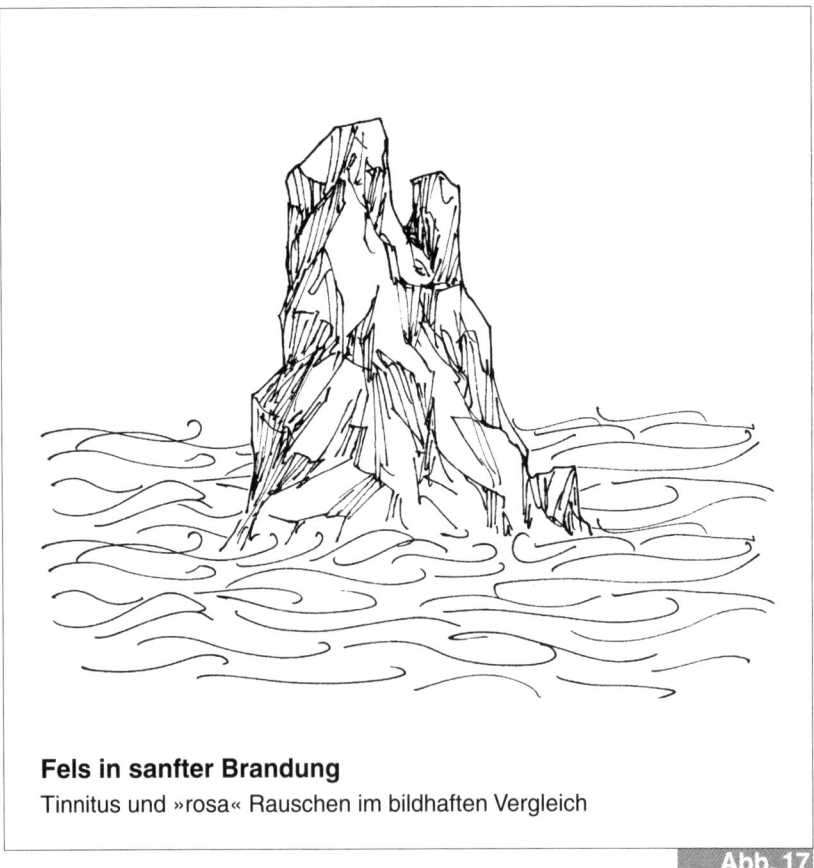

Fels in sanfter Brandung
Tinnitus und »rosa« Rauschen im bildhaften Vergleich

Abb. 17

Tinnitus-Betroffene mit begleitender Hyperakusis haben Probleme, die gesondert angegangen werden müssen. Es kann in diesen Fällen hilfreich sein, die etwaigen, angepaßten Hörgeräte mit einer Automatik auszurüsten. Die automatischen Regelsysteme werden erst einmal voll eingeregelt. In diesem Fall übernimmt die Automatik die Schutzfunktion gegen unangenehme Geräusche, damit der von Hyperakusis Betroffene sich wieder in den Alltag integrieren, also zum Beispiel ins Büro fahren kann. Ganz wichtig ist es, auf ausreichende automatische Begrenzungssysteme in den Schallbereichen zu achten, bei denen auch für Normalhörende Schädigungen zu erwarten sind.

In bestimmten Abständen wird die Lautstärke jeweils geringfügig höher gestellt, so daß immer höhere Toleranzschwellen erreicht werden. Ohrstöpsel sollten nur bei unausweichlichen und besonders störenden Geräuschen und dann nur für kurze Zeit benutzt werden. Empfehlenswert ist es, Lärmschutz zu tragen, wenn es auch bei Normalhörenden zu Lärmschäden kommen kann (zum Beispiel am Flughafen, auf Baustellen).

Zuerst wird man eine Reduzierung der Hörüberempfindlichkeit feststellen, solange der Sanus-Noiser getragen wird. Später kann die Hyperakusis allmählich dauerhaft vermindert werden – auch wenn sich die Sanus-Noiser nicht in den Ohren befinden.

Wo immer möglich, sollte das Hörvermögen beider Ohren verbessert werden, selbst wenn große Unterschiede zwischen den Hörschwellen bestehen. Nur ein Ohr zu versorgen führt zu Asymmetrie der zentralen Nervenbahn, die den Tinnitus verstärkt.

Bei Taubheit oder extrem schlechter Spracherkennung, bei der Verstärkung unmöglich ist, sollte ein CROS-System ausprobiert werden: Ein Schallsignal wird von einer Kopfseite auf die andere geführt (Contralateral Routing of Signal) – hilfreich zum Beispiel bei einseitiger Taubheit. Eine Studie von Hazell und anderen (siehe Seite 134) hat gezeigt, daß dies die Habituation der Wahrnehmung beschleunigt.

Es ist günstig, die Sanus-Noiser täglich zu bestimmten Zeiten getrennt von etwaigen Hörgeräten zu tragen, um zu desensibilisieren beziehungsweise das Retraining-Programm zu unterstützen.

Um die Fortschritte der Tinnitus-Betroffenen in Richtung Habituation zu beurteilen, werden in regelmäßigen Abständen Kontrolltermine anberaumt. Dabei werden die audiologischen Daten und die Daten der Tinnitus-Analysen erneut überprüft. Zu diesem Zweck wurde ein von Jastreboff entwickelter Fragebogen für den eigenen Bedarf angepaßt. Eine kontinuierliche Beratung zur Geräteanwendung ist mitentscheidend für den Therapieerfolg.

Geräteauswahl

Bei Tinnitus haben sich die speziell für die TRT entwickelten, *offen* angepaßten Geräuschgeneratoren (Sanus-Noiser) bewährt. Die Mehrzahl der Betroffenen nimmt den Tinnitus bei verschlossenem Gehörgang stärker wahr. Durch den Verschluß werden externe Geräusche verzerrt, so auch die eigene Sprache des Trägers; überdies reagiert das Hörsystem empfindlicher sowohl auf normale Körpergeräusche als auch auf externe Geräusche.

In speziellen Fällen, wenn etwa am Arbeitsplatz dauernde Geräusche von Lüftern, Computern, Werkzeugen oder anderem das Sanus-Noiser-Rauschen überlagern, können geschlossene Systeme verwendet werden; für die übrigen Zeiten des

Tages sollte dann wieder auf offene Systeme zurückgegriffen werden.

Gerade bei Sanus-Noisern ist es wichtig, daß das Hören und das Sprachverstehen durch sie nicht beeinträchtigt werden. Auch die Möglichkeit, die Höreindrücke durch angenehme Umweltgeräusche anzureichern, sollte für den Patienten unbedingt erhalten bleiben. Das fördert entscheidend die Akzeptanz des Sanus-Noisers.

Bei Befestigungsproblemen besteht die Möglichkeit, offene Ohrstücke maßgefertigt anzupassen. Es gibt auch Geräte, die hinter dem Ohr getragen werden. Darüber hinaus werden auch sehr kleine Sanus-Noiser angeboten, die mit passenden, handgefertigten Befestigungsklammern im Gehörgang getragen werden können.

Falls zusätzlich ein Hörgerät notwendig ist, muß der Gehörgang ebenfalls so weit wie möglich offen gelassen werden. Nur wenn unüberwindliche Rückkoppelungsprobleme bei höherer Verstärkung auftreten sollten, muß der Gehörgang zeitweise geschlossen werden. Bei Im-Ohr-Modellen gibt es die praktische Möglichkeit, eine Ohrschale maßanfertigen zu lassen, in die dann abwechselnd Hörgerät und Sanus-Noiser eingeklinkt werden können. Diese sogenannte modulare Technik – *eine* Ohrschale für Sanus-Noiser und Hörgerät – macht aber nicht nur die Handhabung einfacher. Auch im Fall von Reparaturen sind die Komponenten leichter auszutauschen. Da die Herstellung – ausgenommen natürlich die der Ohrschale – serienmäßig erfolgt, ist dies auch eine kostengünstige Lösung.

Generell sollte beim Tragen der Geräte nicht mehr an den Tinnitus gedacht werden. Vielmehr sollte die akustische Aufmerksamkeit bewußt auf das Geräusch des Sanus-Noisers gelenkt werden. Und so einfach wie das Einsetzen und Tragen des Gerätes sollte auch die Lautstärkeregelung sein.

Viele Betroffene klagen darüber, nachts vom Tinnitus geweckt zu werden. In diesen Fällen gibt es die Möglichkeit, externe Geräuschquellen einzurichten, wie etwa einen Zimmerspringbrunnen, leise Musik oder Geräte mit speziellen Tinnitus-Raumgeräuschen.

Wenn diese Geräusche nicht erwünscht beziehungsweise für den Partner störend sein sollten, kann der Sanus-Noiser in einen Sleep-Noiser umgewandelt werden: Der Sanus-Noiser wird in eine speziell angefertigte, weiche Kunststoffschale mit Halterungen gesteckt, damit das Ohr vor Druckstellen geschützt ist (Abb. 18).

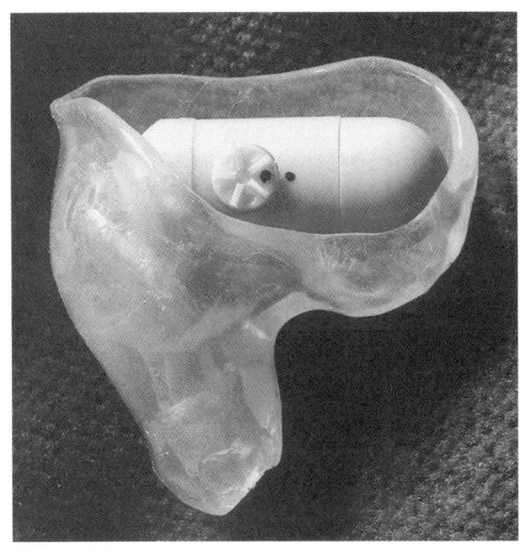

Sleep-Noiser
Bequem
für die Nacht

Foto:
Hansaton Akustik

Abb. 18

Praktische Übungen

Viele Tinnitus-Betroffene – besonders jene mit Hörschwäche – haben sich abgewöhnt, Geräusche und akustische Signale genauer zu differenzieren. Der Umstand aber, daß das Gehör in gewissem Maße trainierbar ist, hilft dem Betroffenen in seinem Kampf gegen Resignation. Deshalb hat es sich, gerade auch bei anfangs etwas verunsicherten Sanus-Noiser-Trägern, als förderlich erwiesen, Hörübungen durchzuführen. So kann ein Hörakustiker zum Beispiel aus der folgenden Aufzählung von Geräuschen diejenigen heraussuchen, die in demselben Frequenzbereich liegen wie die Hörschwäche des Betroffenen. Dessen Aufgabe ist es dann, einige dieser Geräusche wahrzunehmen, entweder auf Tonträger oder im Alltag.

Allein schon darüber zu reflektieren, wie die genannten Geräusche sich anhören oder wie ein gehörtes Geräusch zu benennen ist, trägt dazu bei, das Gehör zu stabilisieren. – Hier eine Geräuschauswahl (in alphabetischer Reihenfolge):

ächzen
babbeln
bellen
bersten
bibbern
bimmeln
blöken
blubbern
böllern
brabbeln
branden
brausen
brüllen

Meiden
Sie
Stille!

brummeln
brummen
brutzeln
bullern
deklamieren
dengeln
donnern
dröhnen
dudeln
faseln
fauchen
fiepen
flattern
flennen
flöten
fluchen
flunkern
flüstern
flutschen
frotzeln
gackern
gacksen
geifern
gellen
gewittern
gicksen
gluckern
glucksen
greinen
grölen
grollen
grunzen
gurgeln

gurren
hallen
hämmern
hecheln
heulen
hobeln
jammern
japsen
jauchzen
jaulen
jodeln
johlen
jubeln
jubilieren
juchzen
kabbeln
keifen
keuchen
kichern
kicken
klacken
kläffen
klagen
klappen
klappern
klatschen
klicken
klimpern
klingeln
klirren
klönen
klopfen
knacken

Meiden
Sie
Stille!

knacksen
knallen
knarren
knattern
knirschen
knistern
knurren
kollern
krachen
krächzen
krähen
krakeelen
kreischen
kullern
lachen
lallen
lamentieren
läuten
leiern
lispeln
mäkeln
meckern
mucken
munkeln
murmeln
murren
näseln
nieseln
niesen
nörgeln
nuscheln
petzen
pfeifen

Meiden
Sie
Stille!

piepen
piepsen
pladdern
plänkeln
planschen
plappern
plärren
platschen
plätschern
platzen
plaudern
plauschen
plumpsen
plustern
pochen
poltern
prahlen
prasseln
prickeln
protzen
purzeln
quaken
quäken
quasseln
quatschen
quengeln
quieken
quietschen
quinquillieren
randalieren
rascheln
raspeln
rasseln

Meiden
Sie
Stille!

Meiden
Sie
Stille!

ratschen
rattern
raunen
rauschen
räuspern
röhren
rüffeln
rülpsen
rumoren
rumpeln
sabbern
sägen
salbadern
säuseln
schaben
schallen
scharren
schellen
schelten
scheppern
scherzen
scheuern
schimpfen
schlabbern
schlecken
schleichen
schlittern
schluchzen
schlucken
schlürfen
schmatzen
schmettern
schnattern

schnauben
schnaufen
schnüffeln
schnuppern
schnurren
schrubben
schubsen
schurren
schwafeln
schwappen
schwatzen
schwätzen
seufzen
sirren
splittern
spötteln
spotten
stammeln
sticheln
stöhnen
stottern
summen
surren
ticken
tickern
tirilieren
toben
tosen
trällern
trampeln
trappeln
tratschen
trillern

Meiden
Sie
Stille!

trommeln
trompeten
tröpfeln
tropfen
tschilpen
tuscheln
wettern
wiehern
wimmern
winseln
wispern
zanken
zetern
ziepen
zirpen
zischeln
zischen
zwitschern

Auch das Kassettentraining, bei dem auf das Hörvermögen abgestimmte Musikstücke angehört werden, hat sich bewährt. Bei den ebenfalls empfehlenswerten Fokussierungsübungen sind aus einem allgemeinen Geräuschpegel bestimmte Geräusche herauszufiltern oder Sprachmuster zu erkennen.

Generell ist die Wiederhinwendung zum Sinnesorgan Ohr für Tinnitus-Betroffene wichtig und in jeder Form zu unterstützen.

Psychologische Begleitung

Psychotherapie für Gesunde

Neben den technischen Hilfsmitteln, die die Habituation fördern, ist auch die psychologische Begleitung in den meisten Fällen angeraten. Hier ist jedoch in ganz besonderer Weise die Bereitschaft des Betroffenen zu aktiver Mitarbeit gefragt. Ganz wichtig ist in diesem Zusammenhang, daß es sich bei den die TRT begleitenden Maßnahmen um eine Psychotherapie für Gesunde handelt.

Auslöser für Tinnitus ist oft eine Funktionsstörung der Sinneszellen im Ohr, der Haarzellen. Diese Störung geht dann auf das eigentlich gesunde zentrale Hörsystem mit seinen Verbindungen zu anderen Teilen des Zentralnervensystems über. Die an und für sich gesunde Hörbahn nimmt die kranken Funktionsabläufe auf und trainiert sie durch ständige Wiederholung ein. Besonders fatal sind die krankhaft hervorgerufene negative Wertung, die durch intensive Verknüpfung mit anderen Hirnanteilen entsteht, und die ständige Aufmerksamkeitszuwendung an den Tinnitus.

Aber auch dann, wenn diese Zusammenhänge erkannt worden sind oder eine der peripheren Ursachen erfolgreich behandelt worden ist, kann das Geräusch oftmals nicht einfach »abgeschaltet« werden. Der Tinnitus wird zu einem Streßfaktor, der zu vermehrter Anspannung führt. Dadurch können Schlafstörungen und in der Folge depressive Verstimmungen, Angstzustände und soziale Isolation entstehen. Diese Faktoren steigern den Streß, was wiederum die Ohrgeräusche verstärkt. Die Lebensfreude und die Arbeitsfähigkeit werden damit immer mehr beeinträchtigt. Dies ist um so verhängnisvoller, als Tinnitus-Betroffene ohnehin häufig Probleme bei der Bewältigung von Streß haben. So entsteht ein Teufelskreis.

Im biographischen Hintergrund von Tinnitus-Patienten lassen sich häufig folgende Streßmuster ausmachen:

- Gruppe I:
  Familie und Beruf stellen hohe Anforderungen an die Betroffenen. Oft werden dabei eigene Bedürfnisse und Wünsche nicht mehr wahrgenommen. Man richtet sein Leben nach den Ansprüchen der Umwelt und überschreitet dabei seine eigenen Belastungsgrenzen.

- Gruppe II:
  Menschen, die einen hohen inneren Leistungsanspruch besitzen, wirken äußerlich zwar eigenständig und selbstbestimmt. Das innere Leistungsmotiv kann diese Menschen aber so unter Druck setzen, daß ein innerer negativer Streß entsteht. Immer besser zu werden und mehr zu leisten, ist ihr Grundsatz. Auch diese Gruppe respektiert die Grenzen der eigenen Belastbarkeit nicht.

- Gruppe III:
  Persönliche oder berufliche Konflikte werden manchmal jahrelang durch scheinbare Problemlösungsstrategien wie Vermeidung oder ständiges Nachgeben unterdrückt, aber nicht ausgeräumt. Manche Menschen gewöhnen sich schließlich so an die Konflikte, daß sie diese bewußt kaum mehr wahrnehmen.

Zur Tinnitus-Behandlung gehören deshalb auch psychologische Beratung und Streßmanagement. Das erlernte Streßmanagement wirkt sich positiv auf den Tinnitus selbst sowie auf alle seine Nebenwirkungen wie Ängste, Depressionen oder Schlafstörungen aus. Auch mögliche »Habituationshemmer«, zum Beispiel Ängste, negative Assoziationen und die Entwicklung eines Teufelskreises, können in Gesprächen herauskristallisiert und in habituationsfördernde Strategien umgewandelt werden. So entsteht aus negativen Assoziationen positives Denken. »Besessene« Hinwendung zum störenden Tinnitus wandelt sich in eine Zuwendung zu genußvollem Hören anderer Klänge.

Beratungsziele

Die psychologische Beratung im Rahmen der TRT verläuft in verschiedenen Phasen, die aufeinander aufbauen können, aber nicht müssen. In den einzelnen Phasen sollen bestimmte Ziele erreicht werden, die sich zum Teil schon nach einigen Sitzungen bemerkbar machen:

☐ Phase I:
Durchblutungsförderung im Innenohr;
Ausbruch aus dem Teufelskreis »Anspannung/Streß«;
emotionale Stabilität;
Habituationsförderung.

☐ Phase II:
Finden von Ressourcen und Lösungen;
Aufmerksamkeitsumlenkung;
Habituation;
Ausbruch aus dem Teufelskreis
»Schlafstörungen/Ängste/Depressionen«.

☐ Phase III:
psychische, soziale, emotional-kognitive
Ursachenforschung;
Reflexion über die Wechselwirkung Psyche/Körper;
Streßmanagement;
Erhöhung der emotionalen, körperlichen und
kognitiven Ausdrucksfähigkeit.

Bei einer akuten Tinnitus-Krise erhält der Betroffene kurzfristig Termine für Einzelgespräche, und zwar für bis zu fünf Sitzungen.

■ Gruppentherapie

Der Austausch mit anderen Tinnitus-Betroffenen ist einer der wichtigsten Faktoren in der Tinnitus-Behandlung. Erfahrungen über Therapiemethoden, den Umgang mit dem Sanus-Noiser, Tips und Tricks zum Umgang mit dem Ohrgeräusch können in der Gruppe ausgetauscht werden.

Auch Methoden der bewußten und unbewußten Aufmerksamkeitsumlenkung haben in der Gruppentherapie einen hohen Stellenwert. Die Betroffenen lernen, ihre Aufmerksamkeit von dem störenden Ohrgeräusch auf andere Reize der Umwelt umzulenken.

So kann zum Beispiel erlernt werden, trotz des Tinnitus individuell genußvolle Erfahrungen über die verschiedenen Sinneskanäle zu machen: über das Riechen, das Sehen, die Freude an Bewegung – und auch das Hören.

Tinnitus ist eine Störung, die einzig und allein für den Betroffenen erfahrbar ist. Deshalb wird in der Therapiegruppe die Möglichkeit geboten, dem Ohrgeräusch auf verschiedene Arten (Psychodrama, Gestaltung, Schreiben, Malen und ähnliches) Ausdruck zu verleihen. Nicht zuletzt werden in der Gruppe auch Streßbewältigungsstrategien erlernt und Probleme beim Einüben von Techniken und Lösungsmöglichkeiten diskutiert.

Jede Art der psychologischen Intervention versteht sich als Angebot, das frei gewählt werden kann. Die folgende Darstellung ist nur schematisch.

▨ Phase I:
Erlernen der Progressiven Muskelrelaxation (PMR) nach
Jacobson (siehe dazu auch Seite 124 f)

Entspannungstechniken dienen vor allem dazu, Streß zu reduzieren und sich selbst emotional zu stabilisieren. Durch gezielte Entspannung finden kardiovaskuläre (Herz und Gefäße
betreffende) Veränderungen statt,[1] vor allem eine Gefäßerwei-
terung in den äußeren Kapillaren und damit auch in den
Haarzellen des Innenohres. Somit tragen Entspannungsverfahren vor allem in der Akuttherapie zur Durchblutungsförderung bei, und sie reduzieren gleichzeitig das Streßniveau
des Übenden. Damit wird die Grundlage zur Habituation
geschaffen.

▨ Phase II:
Kurzzeittherapie in Einzelsitzungen

Im Zentrum der Kurzzeittherapie stehen Gespräche, in denen
der Betroffene lernen kann, den psychischen Vorgang der akustischen Wahrnehmung zu regulieren. Tiefenentspannung,
Autosuggestionen, Hypnose und positives Denken eignen sich
zum Beispiel hervorragend, um den psychischen Vorgang der
Habituation zu unterstützen, der bei der TRT im Mittelpunkt
steht.

Mit den genannten Techniken können Tinnitus-Betroffene
lernen, wie sie ihre Aufmerksamkeit bewußt und unbewußt
vom Tinnitus weg und zu anderen, genußvollen Reizen hin-
wenden können. Die subjektive Einstellung zum Tinnitus und

---

1   Siehe hierzu insbesondere: Dieter Vaitl / Franz Petermann (Hg.), Hand-
    buch der Entspannungsverfahren, Bd. 1, Weinheim 1993.

dessen Bewertung werden verändert, und negative Assoziationen werden unterbrochen, so daß der Betroffene mit positiver Energie an den Alltag heranzugehen vermag.

Tinnitus verursacht aber nicht nur auf der körperlichen Ebene Leidensdruck: Streß, Schlafstörungen, Ängste, Depressionen und daraus entstehende Konflikte sind sozusagen die Begleiterscheinungen. Um diese Probleme in den Griff zu bekommen, wird die Zeit in den Einzelsitzungen auch für lösungsorientierte Gespräche genutzt. Hierbei geht es darum, die Faktoren, die den natürlichen Habituationsprozeß verlangsamen, zu identifizieren und ernst zu nehmen – und letztlich in positive Strategien umzuwandeln.

Phase III:
Hilfe zum Streßmanagement

Anspannungen können aus psychologischer Sicht darauf beruhen, daß der Betroffene versucht, nur mit seiner Willenskraft allein den Streß zu beseitigen.

Diese Art der dysfunktionalen Streßbewältigung beeinträchtigt die Wahrnehmung und hemmt die Verarbeitung von Streß. Man nimmt äußere Anforderungen in ihrer Belastungswirkung nicht ausreichend wahr, ebensowenig wie innere Anforderungen, die man an sich selbst stellt. Dies führt zu lang anhaltenden, nicht reduzierbaren Spannungen.

In Phase III sollte daher im Gespräch geklärt werden, welche Bedeutung der negative Streß für den Tinnitus haben kann (siehe auch Abb. 8, Seite 73).

Ein gutes Beispiel für eine erfolgreiche Gesprächstherapie liefert ein 44jähriger Beamter, der seit über sechs Jahren an Tinnitus leidet und ausgeprägte psychosomatische Symptome zeigte. Entspannungstechniken wie autogenes Training und

Progressive Muskelrelaxation brachten keine ausreichende Linderung. Nach fünf Stunden Gesprächstherapie kam die Einsicht, daß ihn eine wichtige Bezugsperson ständig mit Kritik, Vorwürfen und Jammern belastete. Er hatte es vermieden, sich mit diesem Konflikt auseinanderzusetzen. So entstanden innere Anspannung und Streß. Nach zwölf Stunden Gesprächstherapie wurden neue praktische Streßbewältigungsstrategien – zum Beispiel gesündere Ernährung, mehr Eigenständigkeit und Konfliktbereitschaft – in die Tat umgesetzt. Seitdem wird der Tinnitus von diesem Betroffenen als wesentlich weniger belastend wahrgenommen.

Das Symptom Tinnitus kann sogar positiv wirken. Nach geeigneter Gesprächsvorbereitung kann der Tinnitus vom Betroffenen auch als Lernerfahrung verarbeitet werden. Dieser trägt dann nicht weiter zu einer Verschlechterung des Allgemeinzustandes bei, sondern ist Anstoß zu dessen Besserung. Durch Tinnitus lernt der Betroffene, mit Streß umzugehen, und die erlernten Methoden des Streßmanagements und der Aufmerksamkeitskontrolle können nun auch in anderen Lebensbereichen eingesetzt werden. Damit lassen sich die Anforderungen des Alltags vielleicht besser meistern als zuvor.

Entspannungstechniken

Progressive Muskelrelaxation (PMR) nach Jacobson

Entspannungstraining kann helfen, Alltagsbelastungen in günstiger Weise zu bewältigen, es kann die Gesundheit stärken und die Lebensqualität erhöhen. Dabei darf das Entspannungstraining nicht als ein allumfassendes Patentmittel zur Lösung aller Lebensprobleme mißverstanden werden. Aber das regelmäßige Praktizieren des Trainings ist ein wichtiger eigener Beitrag, um die seelische und körperliche Gesundheit zu schützen und zu stärken.

Das in den USA in den zwanziger Jahren von Dr. Edmund Jacobson entwickelte, muskulär ansetzende Entspannungstraining (Progressive Muskelrelaxation) ist neben dem autogenen Training unter der Vielzahl der verschiedenen Entspannungsmethoden am weitesten verbreitet und am besten erforscht.

Die Methode der Progressiven Muskelrelaxation basiert auf einem Rückkoppelungsprinzip zwischen Körper und Psyche. Durch die PMR soll dem oder der Übenden eine tiefgehende Muskelentspannung ermöglicht werden. Jacobson versteht unter Entspannung die direkte Umkehr von nervöser Erregung, insbesondere das Aussetzen von Muskelkontraktionen. Durch die Entspannung einzelner Muskelpartien lernt der Betroffene auch einen ökonomischen Umgang mit seiner persönlichen Energie, also auch ein Vermeiden von Überforderung. Das Training führt zu einer Verminderung von Streßempfindungen.

Viele Tinnitus-Betroffene setzen die PMR auch bei Schlafstörungen ein. Der oft lange angestaute Ärger über das Nicht-Schlafen-Können kann durch das Einsetzen der Methode unterbrochen werden, und ein Entspannungszustand tritt schon nach wenigen Minuten ein. Ein- und Durchschlafschwierigkeiten werden so reduziert.

In zehn Gruppensitzungen mit vier bis sechs Teilnehmerinnen und Teilnehmern kann diese Entspannungsmethode gründlich erlernt werden.

Hypnotherapie

Eine erfolgreiche indirekte Methode, um die Aufmerksamkeit vom Ohrgeräusch weg auf andere, schöne Dinge hinzulenken, ist die Hypnotherapie. Dabei wird das positive Denken gefördert, indem man sich aus alten negativen Schemata zu lösen lernt und diese durch gesunde und heilsame Schemata ersetzt.

Diese Umstrukturierung geht beispielsweise so vor sich: Der Betroffene wird durch Eigen- oder Fremdsuggestion in Tiefentrance versetzt. Dann denkt er an einen Ort, an dem er sich besonders wohl fühlt. Er wird aufgefordert, diesen Ort mit jedem Sinneskanal wahrzunehmen, zu erleben und zu genießen.

Eine Tinnitus-Betroffene stellte sich folgende Szenerie vor: »Es ist alles so schön still um mich, ich höre nur in der Ferne einen Bach rauschen und das Hecheln meines Hundes. Ich habe solche Lust zu tanzen, das tue ich jetzt. Ich tanze zu der

Musik, und mein Körper bewegt sich ganz im Rhythmus der Musik.« Eine andere Teilnehmerin beschrieb ein olfaktorisches (den Geruchssinn betreffendes) Erlebnis: »Die Blumen auf meinem Balkon duften sehr intensiv, manche mehr süßlich und andere ganz herb und wild.«

Diese angenehmen Vorstellungen, die unter Trance aufgebaut werden, speichert das Unterbewußtsein Schritt für Schritt. So werden Verknüpfungen entwickelt, die dem Tinnitus anstelle der negativen Bedeutungen etwas Schönes oder Angenehmes zuordnen. Diese Umstrukturierung geschieht auf eine leichte und entspannte Art und Weise. Schöne Klänge, Gerüche, Bilder und Bewegungen werden erlebt, und der Patient lernt all diese Dinge wieder zu genießen. Und er merkt, daß der Tinnitus nicht unweigerlich ein Störfaktor sein muß.

Hilfreich sind in vielen Fällen auch Hypnotherapien mit einer sogenannten Leistungsskala. In der Trance sollen sich die Tinnitus-Betroffenen eine Leistungsskala vorstellen und darauf angenehme und/oder unangenehme Werte einstellen. Vor der Rückführung aus der Trance wird ein angenehmer Wert eingestellt.

Die meisten Betroffenen kommen in diesem Zusammenhang darauf, daß sie ihren Wert auf der Leistungsskala jenseits ihrer »Grenze des Ertragbaren« einstellen. Sie bemerken und erleben hierbei, daß Streß vermeidbar ist, wenn die eigene Belastungsgrenze wahrgenommen und respektiert wird.

Diese hilfreiche Erfahrung machte auch eine 37jährige Lehrerin, die seit acht Wochen unter Tinnitus litt. Sie hatte große Angst, daß sich die Krankheit verschlimmern beziehungsweise daß die Ménière-Krankheit auftreten könnte. In der Hypnotherapie machte sie die Erfahrung, daß sie selbst etwas tun kann und der Krankheit nicht hilflos ausgeliefert ist. Sie beschloß, weniger zu arbeiten und sich mehr auf ihre eigenen Bedürfnisse zu konzentrieren. In der Nachbefragung erwähnte sie, daß sie die Ohrgeräusche zwar noch höre, sie aber nicht mehr im Mittelpunkt ihres Lebens stünden und daß sie keine Angst mehr vor einer Verschlechterung habe. Sie habe ihr Leben so verändert, daß sie sich jetzt erlaube, Ruhephasen einzulegen, und diese auch genießen könne.

Weitere unterstützende Techniken

Körpertherapie nach Feldenkrais

Die Methode macht sich das große Lernpotential des Menschen zunutze, um gewohnheitsmäßige, die Vitalität einschränkende Bewegungs- und Verhaltensmuster ins Bewußtsein zu bringen und aufzubrechen. Sie bietet keine starren Lösungen an, sondern lädt den Menschen ein, die Vielfältigkeit von Bewegungsmöglichkeiten zu erforschen. Ein Beispiel für die Fragen, die sich die Übenden stellen sollen: Auf wieviel verschiedene Arten kann ich mich morgens aus dem Bett erheben? Oder – auf das Leben übertragen: Wie voll und lebendig lebe ich mein Leben? Der Zusammenhang von Denken, Spüren, Wahrnehmen und Bewegen wird in zum Teil ungewohnten, sanften und langsamen Bewegungen entweder im Einzel- oder Gruppenunterricht erforscht.

Durch präzise strukturierte Bewegungsabläufe und verbale Erläuterungen wird den Teilnehmern ein intensives Körperbewußtsein vermittelt. Der Kreativität und Spontaneität sind bei der Auswahl und Durchführung der Körperübungen keine Grenzen gesetzt. Die neugefundene Bewegungsfreiheit löst chronische Muskelverspannungen und vermindert Schmerzen. Sie führt zu verbesserter Haltung und zu allgemeinem körperlichem und psychischem Wohlbefinden.

Tai Chi Chuan

Das Tai Chi Chuan ist ein Übungssystem aus der chinesischen Gesundheitspflege. Es folgt der traditionellen chinesischen Gesundheitslehre, die westlicher Wissenschaftsauffassung teilweise fremd ist.

Die fließenden Bewegungen fördern jedoch die sensorisch-sensomotorische Integration, so daß die Übungen gerade auch für Tinnitus-Betroffene zur bewußten Wahrnehmung von Körpergefühlen und Sinnesreizen sowie zum Wieder- oder Neufinden der sensomotorischen Balance hervorragend nutzbar sind.

Yoga

Yoga stammt aus Indien und ist schon vor Jahrtausenden dort ausgeübt worden. Den Westen eroberte sich diese »Methode« erst in den fünfziger Jahren.

Die vielen verschiedenen Arten von Yoga variieren je nach Ausbildung des Yogalehrers. Diese Ausbildung ist nicht geregelt, so daß man – wie bei jeder anderen Körpertherapie auch – Yogalehrern mit unterschiedlicher Motivationskraft und Ausstrahlung begegnet.

Auch hängt es vom Lehrer ab, in welchem Maß fernöstliche Philosophien und religiöse Lehren in die Übungen mit einfließen beziehungsweise inwieweit Lebensbereiche wie Ernährung und Partnerschaft berührt werden. Eine verantwortungsvolle Lehrkraft vollzieht die Anpassung dieser fremden fernöstlichen Einflüsse an unsere Kultur ohne Zwänge für die Ausübenden.

So ist Yoga als eine weitere hervorragende körperliche und mentale Therapie gerade für Tinnitus-Betroffene zu empfehlen.

Die TRT in der Praxis

Organisation und Durchführung der TRT

In den USA und England wird die TRT bereits seit mehreren Jahren durchgeführt. In Deutschland hingegen wird sie erst jetzt auf breiterer Basis diskutiert und in die Tat umgesetzt. Die Gesundheitssysteme in den USA und England sind völlig anders strukturiert als in Deutschland. Die Versicherungsgesellschaften und staatlichen Organisationen sind dort auf ganz andere Weise mit den Arztpraxen und den Hörgeräteinstituten verzahnt als bei uns. Daraus ergeben sich erhebliche Probleme bei der Umsetzung der in England oder in den USA praktizierten Methode.

In England beispielsweise leisten staatliche Institute den ambulanten Service und die Versorgung mit den Sanus-Noisern. Dadurch können die Therapeuten einem einzelnen Patienten viel Zeit und Zuwendung zukommen lassen, denn sie sind nicht auf die Einnahmen aus der TRT angewiesen.

In den USA hingegen werden Hörgeräte, Noiser und TRT nicht von den Krankenkassen übernommen. Daher müssen die Betroffenen praktisch ausnahmslos für die entstehenden Kosten selbst aufkommen.

In Deutschland sind die Verhältnisse sehr kompliziert. Neben den gesetzlichen Krankenkassen gibt es die Privatkrankenkassen, neben Arztpraxen und Hörgeräteinstituten, die kostendeckend arbeiten müssen, Kliniken von öffentlichen Trägern. Deshalb soll in diesem Erfahrungsbericht nicht näher auf die Kostenübernahme eingegangen werden, weil sich die Verhältnisse in Deutschland – wie bereits in der Vergangenheit – auch jetzt in sehr kurzer Zeit wieder ändern können. Grundsätzlich kann nur jedem Betroffenen geraten werden, vor Beginn einer Therapie genau zu klären, wer die Kosten für ärztliches Counselling, Psychotherapie und die Sanus-Noiser übernehmen wird.

Auf der anderen Seite müssen sich die HNO-Fachärzte, Hörakustiker und Psychologen darüber im klaren sein, daß die TRT zwar sehr zeit- und personalaufwendig, aber weder im Gebührenverzeichnis der privaten noch in dem der gesetzlichen Krankenversicherung verankert ist.

Nicht nur die Kosten, auch die fachlichen Kompetenzen und Zuständigkeiten zwischen HNO-Fachärzten, Hörakustikern, Psychologen und Gerätehandel sind in England und in den USA anders geregelt als in Deutschland. Während in den USA die Hörakustiker sogar dafür ausgebildet sind, akustisch evozierte Hirnstammpotentiale abzuleiten (also bestimmte Hirnströme zu messen), wird hierzulande in einzelnen Fällen die Kompetenz und Zuständigkeit der Hörakustiker für Hörprüfungen oder Tinnitus-Messungen in Frage gestellt. Hier bedarf es in Deutschland sicherlich weiterer Klärung und Meinungsbildung. In jedem Fall aber erfordert gerade die TRT ein interdisziplinäres Vorgehen, wie es ja auch von der Tinnitus-Liga immer wieder gefordert wurde und wird. Nur im vereinten Bemühen von HNO-Facharzt, Hörakustiker, Psychologe und nicht zuletzt Betroffenem kann die TRT erfolgreich sein, kann die Habituation gelingen.

In Deutschland gibt es einige Kliniken, die im Laufe einer stationären Tinnitus-Behandlung die TRT für wenige Wochen anbieten. Der Vorteil liegt hierbei darin, daß in diesen spezialisierten Kliniken im allgemeinen gut aufeinander abgestimmte und eingespielte Behandlungsteams vorhanden sind, die bei der Durchführung der TRT ausgezeichnet kooperieren. Eine Liste der Klinikadressen kann bei der Tinnitus-Liga angefordert werden.

Der große Nachteil aber besteht darin, daß die TRT bekanntlich ein bis zwei Jahre und in manchen Fällen noch länger dauert. Für einen so langen stationären Aufenthalt fehlt aber sowohl eine wirtschaftliche als auch eine medizinische Rechtfertigung. Außerdem haben die wenigsten Tinnitus-Betroffenen eine solche Spezialklinik direkt am Wohnort. Es müssen oft lange Anfahrtwege in Kauf genommen werden.

Daher bietet sich die TRT als *ambulante Methode* in idealer Weise an. Zu diesem Zweck ist es erforderlich, daß sich ein Team von HNO-Facharzt, Psychologe und Hörakustiker zusammenfindet, um sich speziell der TRT zu widmen. Wie aus dem vorher Gesagten zu entnehmen ist, müssen bestimmte organisatorische Voraussetzungen dafür unbedingt erfüllt sein. Zunächst ist eine zusätzliche Ausbildung notwendig.

Gerade der HNO-Facharzt, der das Counselling durchführt und die Weichen für den weiteren Verlauf der Behandlung stellen soll, benötigt in der Regel eine spezielle Fortbildung. Ein Schulungskurs an einer Lehrstätte, an der bereits seit Jahren erfolgreich gearbeitet wird, bietet dem Arzt die Möglichkeit, Wissen und zusätzliche Erfahrung zu sammeln. Danach kann er bereits den ersten eigenen Patienten, der eine TRT benötigt, im Counselling mit der nötigen Kompetenz und praktischen Erfahrung betreuen.

Auch für die beteiligten Psychologen und Hörakustiker sind speziell auf die TRT ausgerichtete Schulungen notwendig, damit die Methode der TRT dann unter optimalen Bedingungen ähnlich gute Erfolge erzielen kann, wie in der Literatur angegeben.

Werden Betroffene einer TRT unterzogen, deren Voraussetzungen nicht stimmen, könnte es passieren, daß die Methode in Mißkredit gerät, indem ihr nachgesagt wird, falsche Hoffnungen zu wecken. Dies gilt sowohl für den Fall einer unzureichenden Ausbildung der Therapeuten als auch für den Fall schlechter apparativer Ausstattung oder ungenügender Zeit für die Therapie.

Geradezu verheerend kann es sich auswirken, wenn Sanus-Noiser ohne weiteres über den Ladentisch an Interessierte verkauft werden. Es besteht zum Beispiel die Gefahr, durch unsachgemäßen Gebrauch eine Hyperakusis hervorzurufen oder zu verschlimmern. Im übrigen zeigt ein solches Vorgehen ein völliges Mißverständnis der Methode, die mit einem guten Counselling steht und fällt. Das Counselling ist das Rückgrat der TRT, der zentrale und wichtigste Teil des Ganzen. Der Sanus-Noiser ist nur ein Zusatzinstrument, das die Habituation fördern soll, aber im Rahmen einer TRT nicht unbedingt erforderlich ist.

Der Zeitfaktor spielt immer eine zentrale Rolle. Innerhalb einer normalen Arztsprechstunde ist in der Regel ein Counselling nicht zu verwirklichen. Zu viele Störungen wirken ein, unter Zeitdruck läßt sich die Habituation nicht einleiten. Ideal ist es, wenn mehrere Arztkollegen in einer Praxis arbeiten. Dann läßt sich die nötige Zeit für das Counselling erübrigen.

Ergebnisse der TRT

Verschiedene Studien

Es gibt bereits einige Studien über die Effektivität der Tinnitus-Retraining-Therapie, die zu großen Hoffnungen Anlaß geben.

Eine dieser Studien führte Professor J. W. P. Hazell (RNIK Medical Research Unit) am Middlesex Hospital OPD in London durch. Insgesamt waren 149 Patienten beteiligt. Der längste Beobachtungszeitraum betrug 15 Jahre und 8 Monate, der kürzeste 7,5 Monate. Die Patienten wurden gebeten, einen speziell entwickelten Fragenkatalog mündlich zu beantworten. Die Fragen wurden entweder persönlich in der Klinik oder am Telefon gestellt.

Von 149 Patienten berichteten 143 (96 Prozent) von einer Besserung. Bei 28 (19,6 Prozent) dieser Patienten setzte der Tinnitus für bestimmte Zeiträume aus und konnte nicht hervorgerufen werden, auch wenn sie sich darauf konzentrierten. Der durchschnittliche Zeitraum betrug zwischen 10,52 und 4,35 Tagen.

Die Interimsstatistik einer noch laufenden Untersuchung von McKinney lieferte sehr ermutigende Ergebnisse über Therapiefortschritte von TRT-Patienten (Tabelle 3).

Auch eine weitere Studie, die 1992 die Wirkung der TRT überprüfte, belegt deren Wirksamkeit. Richard Hallam, Laurence McKenna und R. Hinchcliffe vom Royal National Throat, Nose and Ear Hospital an der Universität London teilten die Patienten in drei Gruppen ein. Eine Gruppe erhielt lediglich

Tinnitus während TRT	gebessert	kaum noch bewußt
In den ersten 6 Monaten	80 %	31 %
Nach 12 Monaten	88 %	40 %
Nach 24 Monaten	93 %	52 %
Nach längerer Zeit	93 %	20 % (mehrere Tage nicht zu hören)

Tabelle 3

Placebo-Noiser, eine andere Gruppe nahm ausschließlich an Gruppentherapiesitzungen teil, und die dritte Gruppe kombinierte Gruppentherapie mit Sanus-Noiser. Die Studie ergab, daß die Erfolgsquote bei der Kombination von Gesprächstherapie und Sanus-Noiser deutlich höher ist als bei den Patientengruppen, die nur mit Placebo-Noisern oder nur mit Gesprächstherapie behandelt wurden.

 Ergebnisse der Autoren dieses Buches

Die Autoren dieses Buches führen seit September 1996 die TRT in Frankfurt am Main durch. In speziell dafür eingerichteten Räumen im Stadtzentrum wurden damals die ersten Betroffenen dem Counselling unterzogen, die ersten Sanus-Noiser wurden ausgegeben.

In enger Anlehnung an die Techniken und das Vorgehen von Jastreboff bot das Team zunächst mit großer Zurückhaltung und einigem Zweifel an der Wirksamkeit der Methode den ersten Betroffenen das Retraining an. Zu oft schon war in der Vergangenheit eine Methode gegen chronischen Tinnitus hochgelobt worden, hatte sich aber schließlich als ebenso unwirksam erwiesen wie alle anderen zuvor. So wurden die allzu leichtfertig geweckten Hoffnungen enttäuscht. Die meisten Tinnitus-Betroffenen können davon ein Lied singen und werden Verständnis dafür haben, daß auch die Therapeuten des TRT-Teams in Frankfurt am Main zunächst sehr skeptisch und mißtrauisch gegenüber den in der Literatur gemeldeten Erfolgen waren.

Tatsächlich aber stellte sich schon sehr bald der erste eigene Erfolg ein. Betroffene, die jahrelang verzweifelt und vergeblich von einem Therapeuten zum nächsten gelaufen waren, konnten jetzt erstmals eine wirkliche, wesentliche Linderung ihres Leidens verspüren. Von diesen Piloterfolgen ermutigt, ging man dann systematischer vor und bot jedem schwer Tinnitus-Betroffenen die TRT an.

Insgesamt 146 Personen sind seitdem in Frankfurt am Main mit Sanus-Noisern und/oder Hörgeräten versorgt worden. Erstaunlicherweise gelang es 18 Betroffenen, nach dem ausführlichen Counselling die Habituation auch ohne unterstützendes Zusatzgerät in Gang zu bringen. Offenbar reichte in diesen Fällen schon allein die gewonnene Kenntnis über das Tinnitus-Modell nach Jastreboff/Langner aus, um den Teufelskreis unter Anwendung der Habituationsmethoden zu durchbrechen. Durch bloßes Anreichern des akustischen Umfeldes mit angenehmen Klängen und Musik, durch Vermeiden der Stille und durch gezielte Konzentration auf andere schöne Dinge des Lebens sowie Abbau von Streß hatten diese Betroffenen dann selbst das Ziel erreicht. Von den übrigen Betroffenen tragen heute noch 101 den Sanus-Noiser. Andere haben die Therapie bereits erfolgreich abgeschlossen, einige haben aus Kostengründen, oder weil der Leidensdruck nachgelassen hat, die Zusatzgeräte abgelegt (Tabelle 4).

Um die Wirksamkeit der Behandlung erfassen zu können, wurde der Fragebogen aus Baltimore übernommen, in dem jeder Betroffene eine subjektive Einschätzung und Bemessung des Schweregrades seines Tinnitus durchführt. Sowohl vor

Beginn als auch vier Wochen nach Versorgung mit dem Sanus-Noiser und dann alle drei Monate wurde diese Bewertung wiederholt. Es galt als Erfolg, wenn die Parameter der subjektiven Bemessung um mindestens 20 Prozent besser geworden waren. Die Ergebnisse sind in Tabelle 5 dargestellt. Es muß hier erneut betont werden, daß die TRT lediglich eine Behandlung ist, ein Training sozusagen, mit dem Ziel der Habituation. Eine Heilung in dem Sinne, daß der Tinnitus völlig und für immer beseitigt würde, kann nicht erwartet werden. Auch die Betroffenen (7 Prozent), die den Tinnitus komplett habituiert hatten, konnten sich in ruhiger Umgebung wieder auf ihn konzentrieren und ihn hören. Aber gerade das sollte ja unter allen Umständen tunlichst vermieden werden.

Wie segensreich sich die TRT auf den Allgemeinzustand der meisten Patienten auswirkt, zeigt eine nachträgliche Befragung (Tabelle 6). Sie wurde absichtlich erst ein Jahr nach

Anzahl der Betroffenen	Mit Sanus-Noiser	TRT beendet
146	101	45

Tabelle 4

»Sind Sie froh, die TRT begonnen zu haben?«

»Ja«	»Nein«	Keine Angaben
82 %	0 %	18 %

Tabelle 5

»Wie geht es Ihnen nun, ein Jahr nach Beginn der TRT?«

»Viel besser«	»Besser«	»Schlechter«	Keine Angaben
27 %	63 %	0 %	10 %

Tabelle 6

Beginn der Therapie durchgeführt, um die anfängliche Hoffnungsstimmung und positive Erwartung möglichst zu neutralisieren.

Die Autoren verfolgen den Therapieverlauf ihrer Retraining-Patienten ständig weiter und geben darüber auch im Internet Auskunft unter:
http://www.Tinnitus-Retr-Hyperakus.de

Stimmen von Betroffenen

Die folgenden Erfahrungen von Tinnitus-Betroffenen sprechen für sich. Deshalb wurde auf weitere Kommentare verzichtet.

Herr A

»Die Teilnahme an den Entspannungs- und Tiefentrancesitzungen über den Zeitraum von einigen Monaten hat mir insgesamt sehr gutgetan. Ich möchte dazu einige Punkte kurz anführen:

- ☐ Die Entspannungsübungen haben meistens auch ein unmittelbares Wohlfühlen bewirkt.
- ☐ Die Übungen bedeuteten immer einen angenehmen Einschnitt in den Alltagsstreß oder Alltagstrott: Besinnung auf Wichtiges trat in den Mittelpunkt, auch das Wahrnehmen gesundheitlicher Probleme – aber auch Chancen eröffneten sich (möglicherweise hätte ich beispielsweise das mir mittlerweile auch sehr wichtige, vom Orthopäden verordnete Krafttraining wesentlich lustloser oder aber gar nicht begonnen ...).

☐ In Verbindung mit der Benutzung von Hörgeräten (täglich sechs Stunden) haben die Entspannungsübungen, so mein Eindruck, bewirkt, daß sich der Tinnitus, alles in allem betrachtet, im Laufe des vergangenen Jahres eher gebessert hat. Zeitweise, leider jedoch selten, nehme ich ihn gar nicht mehr wahr. Ich finde dies ermutigend.

☐ Ich gestehe offen, daß meine tägliche häusliche Praktizierung der Übungen stark zu wünschen übrig läßt. Sehr nützlich allerdings sind mir die Übungen in Streßsituationen, in denen ich sie nach wie vor nutze, oder etwa auch als Mittel gegen Schlafstörungen.

☐ Schließlich bilde ich mir ein, daß Erfahrungen im Zusammenhang mit den Entspannungsübungen mit dazu beigetragen haben, daß ich bewußter der einen oder anderen Streßsituation ausweichen beziehungsweise mich gegen sie wehren kann.«

■ Herr B

»Nach einer Einführungssitzung wurde mit der Progressiven Entspannungstherapie begonnen, die auf mich eine wohltuend beruhigende Wirkung ausübte, jedoch einen hohen Zeitaufwand (rund vierzig Minuten) erfordert. Die Übungen ohne Anleitung zu Hause waren naturgemäß von den ›normalen‹ Störungen begleitet – wie Haushalts- und Kindergeräusche –, die ich zunächst als störend empfand, die dann aber zum Teil von mir als unvermeidbar und deshalb nicht mehr so störend akzeptiert wurden. Bei dieser Entspannungsübung muß man ›sich fallen lassen‹, um möglichst rasch in einen entspannten Zustand zu gelangen.

Nach zwei weiteren Sitzungen wurde die Progressive Entspannungstherapie nicht mehr mit Einzelmuskelanspannungen und -entspannungen durchgeführt, sondern jeweils mit

Muskelgruppen, was weniger Zeit in Anspruch nahm, jedoch bei mir meist den gleichen Erfolg zeigte wie die ›ausführliche‹ Version.

Zuletzt wurden nur noch in Gedanken die Muskeln/Muskelgruppen angespannt und entspannt. Im nachhinein gesehen, hatte dies wegen der geringen Übung (nur einmal mit Anleitung) nicht den Erfolg gehabt wie die Therapien vorher und war auch deutlich schwieriger durchzuführen.

Eine hypnotherapeutische Sitzung hat mir sehr wohlgetan. Ich stellte mir selbst einen möglichst schönen und entspannten Ort vor, verweilte in diesem Zustand einige Zeit.

Insgesamt gesehen, halte ich es doch für sinnvoll, nach den Einzeltherapie-Sitzungen über mehrere Wochen in Gruppensitzungen Entspannungsübungen durchzuführen, weil die Konzentration zu Hause zum Teil eingeschränkt ist und die positiven Erfahrungen mit Gleichgesinnten möglicherweise eine positive Wirkung ausüben können.«

Herr C
zu seinen Erfahrungen mit der
Progressiven Muskelrelaxation nach Jacobson

»Es tut mir gut. Wichtig war die beruhigende Stimme zur Anleitung, sie war Hilfe, die Konzentration zu bewahren, denn oft wanderten meine Gedanken davon. Das war eine wichtige Erfahrung beziehungsweise Beobachtung: Wie wenig ich mich auf eine Sache konzentrieren kann und wie sehr blitzschnell auftauchende Gedanken und Bilder ablenken.

Im Laufe des Kurses änderte sich die Bewertung dieses Vorgangs: Habe ich mich anfangs geärgert und mir fast Vorwürfe gemacht, mich nicht auf diese schöne Entspannungsphase konzentrieren zu können, so habe ich im Laufe der Zeit gemerkt, daß ich trotzdem entspannte, nur daß der Durchgang durch den Körper dann länger dauerte. Wenn ich die Übung jetzt allein durchführe, passiert es mir immer wieder, daß ich irgendwo ›hängenbleibe‹ und nach einer ganzen Weile erst merke, daß ich mit meinen Gedanken schon wieder ganz woanders bin. Ich versuche, sie dann bewußt zur Seite zu legen, rede mit mir und sage: ›Okay, das kommt gleich dran, ich vergesse es nicht.‹ Ich tröste mich jetzt damit, daß ich trotzdem eine Weile körperlich entspannt gesessen oder gelegen habe. Meistens mache ich dann noch weiter, manchmal auch nicht.

Mir gefällt an dieser Entspannungstechnik, daß ich aktiv selbst etwas tun kann. Mit jeder Muskelanspannung gebe ich selbst einen Impuls und steige wieder neu ein. Oft ist es so, daß ich die Spannung gar nicht so lange halte und trotzdem zu meinem eigenen Erstaunen bemerke, wieviel ich doch abgeben kann.

Am wohltuendsten ist die Übung bei mir im Kopf- und Nacken-Schulter-Bereich, der Kontrast zwischen Spannung und Entspannung ist hier am größten. Am meisten überrascht mich die Wirkung im Kopf. Auch waren mir die Zusammenhänge und die Reichweite der einzelnen Muskelpartien vorher nicht so klar. Ich habe gemerkt, wo überall Spannung sitzen kann.

Die Erfahrungen in der Tiefentrance sind intensiver, es ist ein unendliches Loslassen. Ich weiß noch, wie unwillig ich war, Fragen zu beantworten, weil ich den gelösten Zustand nicht verlieren wollte, aber es ging. Ich erinnere mich an Einzelheiten aus beiden Sitzungen, dabei sind sie schon über ein halbes Jahr her. Vor allem erinnere ich mich an den glücklichen Zustand tiefer Entspannung, den zu erreichen mir oft so schwerfällt. Aber ich weiß jetzt, wie er sich anfühlt und daß ich ihn erreichen kann.«

▧ Herr D
aus Frankfurt am Main

Im April 1997:»Unterm Strich geht es mir bei recht wechselndem Verlauf besser. Der Tinnitus, eher lauter, stört mich weiterhin wenig. Die Hyperakusis ist insbesondere bei vielen Alltagsgeräuschen besser geworden oder verschwunden, beim Entscheidenden, nämlich bei menschlichen Stimmen, jedoch weiter deutlich vorhanden. Ich bin nicht sicher, welchen Anteil an der Besserung die Retraining-Therapie hat. Es wurde ja auch ohne immer wieder besser. Allerdings dauerte es nach dem vorletzten Rückfall lange acht bis neun Monate bis zu einem Krankheitsgrad wie jetzt. Als ob Retraining die Besserung um ein Mehrfaches beschleunigt. So war noch vor drei bis vier Wochen das Klappern der Computer-Tastatur, besonders der CR-Taste, recht unangenehm. Es wurde allerdings nach jeweils circa 15 Minuten dann besser. Auch das Umblättern der Zeitung ist erfreulicherweise seit ein bis zwei Wochen konstant ohne Probleme. Ich erlebe ungefähr folgende Stufen der Besserung: Erst schmerzhaft (nur bei besonderen Lautstärken, man zuckt zusammen), dann nur unangenehm (man möchte flüchten), dann noch lauter als gewöhnlich (das Geräusch drängt sich in die Aufmerksamkeit). Dann, als letztes, das, was Jastreboff wohl als Phonophobie bezeichnet: Es dauert eine Zeitlang, bis man es glaubt, daß zum Beispiel das Geräusch des Lichtschalters nicht mehr unangenehm ist.«

Zwei Monate später:»Die folgenden Zeilen schreibe ich nach dem Urlaub, in dem es keinen Rückfall gab, also nach gut drei Monaten Retraining. Es geht mir kontinuierlich besser. Es gab keine Einbrüche mehr wie oben beschrieben. Große Freude. Durchweg unter der Unbehaglichkeitsschwelle sind inzwischen: italienische Stadt, die meisten Vespas, dumpfes Bellen unseres Hundes, Wasserfall, Vögel, Rascheln von Papier, normales Reden Erwachsener in etwas Abstand, mein häuslicher Nadeldrucker, die eigene Stimme, Essen von Gurken oder Paprika. Über der Schwelle: rufende und spielende Kinder, Reden nahe an meinem Ohr, hohes und lautes Hundebellen, nahe Kirchenglocken, schwere Motorräder, italienischer Markt, die meisten Gaststätten. Oder wenn sich vieles überlagert. In der Praxis und zu Hause habe ich so gut wie keine Probleme mehr. Immer öfter habe ich im Urlaub den Tinnitus nicht gleich gefunden, bei gleicher Einstellung der Sanus-Noiser unterhalb des noch hörbaren Tinnitus. Mein alter Eindruck: Besserung von Tinnitus und Hyperakusis sind bei mir, mit Auseinanderdriften von vielleicht ein bis drei Monaten, gekoppelt.«

Frau E
aus Großbritannien, von Beruf Krankenschwester,
betont in ihrem Brief, wie wichtig neben allen anderen
Therapie-Elementen die Hilfe der Familie ist

»Tinnitus-Betroffene können ängstlich, gereizt und deprimiert sein, und das beeinflußt auch die mit ihnen Lebenden. Weniger Anspannung und mehr Verständnis durch offene und ehrliche Diskussion sind für alle außerordentlich wichtig. Dieses Verständnis gilt für beide Seiten, der Tinnitus-Patient und auch seine Familie brauchen es. Und wenn es einmal wirklich ganz schlimm ist, ist die beste Hilfe für alle eine herzliche Umarmung.

Tinnitus-Betroffene sollten ermutigt werden, ihre Umgebung zu ändern. Hier sind wieder Familie und Freunde gefordert. Der Betroffene muß erkennen, inwieweit seine Umgebung und der Streß, der den Tinnitus hervorruft, zusammenhängen. Folgende Ratschläge sollten beachtet werden:

☐ Das soziale Umfeld ändern. Das heißt, die Familie und Freunde über einige der Probleme, die der Tinnitus hervorruft, informieren und um ihre Hilfe und ihr Verständnis bitten. Der Tinnitus-Patient muß erkennen, daß das Ohrgeräusch nicht nur ihn selbst betrifft, sondern indirekt auch Familie und Freunde.

☐ Ablenkungstechniken anwenden. Tinnitus ist ein geringeres Problem, wenn der Betroffene mit etwas Interessantem beschäftigt ist. Ablenkung bedeutet, die Aufmerksamkeit vom Tinnitus weg auf etwas zu lenken, das absolute Konzentration und Aufmerksamkeit verlangt.

☐ Für eine geräuschvolle Umgebung sorgen. Die Familie kann sicherstellen, daß das Radio angeschaltet ist und Hintergrundgeräusche da sind.

☐ Schwierige Situationen meiden oder weggehen, wenn man damit nicht umgehen kann. Diese Strategie ist wahrscheinlich die, die der Tinnitus-Betroffene am besten kennt. Die ersten drei Methoden bedeuten, sich mit einer Situation auseinanderzusetzen oder das Problem, das der Tinnitus macht, zu beherrschen. Die vierte ist die, daß man nicht damit klarkommt. Das heißt jedoch nicht, daß es nicht manchmal durchaus vernünftig sein kann, Situationen zu vermeiden, oder daß Weggehen klüger ist als Bleiben. Wichtig ist die Begründung oder die Entschuldigung, die der Familie und Freunden gegeben wird.

Am Royal Berkshire Hospital wurde eine Tinnitus-Management-Gruppe für Betroffene und deren Familien gegründet. Die Gruppenmitglieder werden ermutigt, im Laufe dieses Kurses ihren Lebensstil zu ändern. Das kann schwierig sein, da auch die Familie und die Freunde betroffen sind.

Eine Broschüre dieser Gruppe gibt den Verwandten und Freunden Tips, wie sie helfen können:

☐ Loben. Auch wenn die Errungenschaften noch so klein sind. Und nicht vergessen, sich auch selbst für Veränderungen zu loben.

☐ Über das Erreichte reden. Ständig nach dem Tinnitus zu fragen lenkt die Aufmerksamkeit darauf und macht ihn schlimmer.

☐ Tinnitusbedingtes Benehmen nicht beachten. Eine Reaktion darauf kann den Tinnitus verstärken.

☐ An den Zielen teilhaben. Etwa an Aktivitäten teilnehmen, die früher gemieden wurden.

Angehörige haben einen enormen Einfluß auf den Tinnitus. Denken Sie daran, wie schwierig es ist, Verhaltensmuster und Rollen aufzugeben. Versuchen Sie, über alle Schwierigkeiten offen zu reden.«

■ Frau F
aus Frankfurt am Main

»Das Tragen des Sanus-Noisers und damit einer zusätzlichen Geräuschquelle, das Nicht-mehr-Einsetzen des Sanus-Noisers und das plötzliche Verschwinden meines eigenen Ohrgeräuschs läßt mich an eine kleine jüdische Geschichte denken:

Der Bauer Isaak fragt den Rabbi, ob er ihm helfen könne, für seine alte Mutter eine neue Unterkunft zu finden, denn deren Häuschen sei abgebrannt. Er selbst könne sie unmöglich aufnehmen. Er habe nur ein Häuschen mit einem Zimmer und einer Küche. Es sei für die drei Kinder, seine Frau und ihn selber schon jetzt unerträglich eng. Der Rabbi sagt: ›Ich kann dir nur helfen, wenn deine Mutter zu dir zieht.‹ Der Bauer versteht das nicht, aber er tut, was der Rabbi ihm sagt. Nach drei Wochen kommt der Bauer völlig verzweifelt zum Rabbi: ›Es ist unerträglich eng, was soll ich tun?‹ Der Rabbi antwortet: ›Nimm deine Ziege ins Haus, dann wird es besser.‹ Er tut, was der Rabbi rät. Nach einer Woche kommt er wieder: ›Es hilft nicht, wir halten es alle nicht mehr aus, dazu dieser Gestank!‹ Der Rabbi: ›Nimm die Kuh dazu!‹ Nach ein paar Tagen erscheint der Bauer wieder: ›Wir alle sind schon ganz krank durch die Enge, was soll ich nur tun?‹ Der Rabbi gibt ihm wieder einen Rat: ›Nimm die Ziege und die Kuh aus dem Haus!‹ Nach einiger Zeit trifft der Rabbi den Bauern auf der Straße, und er fragt ihn, wie es ihm und seiner Familie und der Mutter gehe. ›Es ist phantastisch, seitdem die Ziege und die Kuh wieder im Stall sind. Du hast mir wirklich sehr geholfen!‹«

■ Aus einem Brief von Frau G
aus Frankfurt am Main, die an Hyperakusis leidet

»Glück im Unglück

Warum diese Zeilen? Erstens, weil ich schon aufgegeben hatte und nun eine Besserung spüre und eine begründete Hoffnung in Hinblick auf den Sanus-Noiser hege. Zweitens, damit Sie es weitersagen und anderen geholfen werden kann.

Zu meiner Krankengeschichte: Ein chronischer Tinnitus nach drei Hörstürzen (vor fünfzehn Jahren auf beiden Ohren, vor eineinhalb Jahren am linken Ohr) macht mir das Leben schwer. Hinzu kommen die Folgen eines Schleudertraumas und Probleme im Kiefergelenk. Nach meinem dritten Hörsturz im Dezember 1995 hieß es: ›Medikamente kann ich Ihnen nicht aufschreiben, die schaden doch nur.‹ Also unterblieb zunächst eine Behandlung. Ich wechselte nach zehn Tagen den Arzt, vielleicht zu spät.

Für meine übrige Gesundheit und Arbeitsfähigkeit blieb das nicht ohne Konsequenzen ... Eine stationäre Behandlung in der Mainzer Uniklinik, ein Kuraufenthalt und eine weitere stationäre Behandlung im Januar dieses Jahres folgten. Die Hoffnung auf Besserung hatte ich aufgegeben. Ich war am Ende. Ich schlief nicht. Ich hatte große Probleme, mich bei der Arbeit zu konzentrieren. Ich zog mich zurück, besonders vom Telefon. Privat konnte ich das tun, obwohl dabei auch eine Freundschaft in die Brüche ging. Im Büro war das nicht durchführbar. Zu meiner Geräuschempfindlichkeit und dem Mißempfinden und den Schmerzen im Ohr kam noch die Schwierigkeit, am Telefon Namen und komplizierte Inhalte zu verstehen. Die Leute lispelten. Sogar die Sprecher von Nachrichten in Funk und Fernsehen hatten Sprachfehler. Ständig mußte ich Kollegen und Partner bitten, doch das soeben Gesagte zu wiederholen.

Mit Hyperakusis durch die Großstadt – ich erlebte es wie einen satirischen Krimi. Da, wo ich gestern noch in Ruhe gehen konnte, wartet heute ein Preßlufthammer so lange, bis ich ganz nahe herangekommen bin. Überall werde ich beschallt: im Supermarkt, im Kaufhaus, in der Turnhalle beim Sport, an den undenkbarsten Stellen warten die Geräusche. Im Stadtpark sitze ich garantiert auf der Bank, neben der ein blecherner Abfallbehälter steht, in den gerade jemand eine Blechdose wirft. Die Kneipe, die immer ruhig und leer ist, wird gerade am Tag meiner Verabredung von einer Großfamilie mit schrill kreischendem Kleinkind besucht. Der Getränkelieferant verlädt die Kästen nur, wenn ich vorbeigehe. Das Bierfaß fällt dem Mann nur vom Wagen, wenn ich an der Ampel auf Grün warte. Türen fallen wie verzaubert laut knallend hinter meinem Rücken ins Schloß. Kino, Konzerte und ähnliche Dinge sind gestrichen. Es gibt ja schon genügend Gelegenheiten, von unerwartet auftretendem Lärm überrascht zu werden ...

Zum Beispiel im Berufsleben. Das Telefon, die Gegensprechanlage mit lauter Klingel, das bimmelnde Faxgerät, die lauten Stimmen, die Klimaanlage, die Kopierer, die Computer – lauter Lärmquellen. Wenn ich abends nach Hause komme, möchte ich nichts mehr hören und reden. Aber heute, nach vier Monaten mit Hörgeräten, stelle ich fest, daß ich mich durch Arbeit ablenken kann. Das ist eine wunderbare Erfahrung.

Damit komme ich zum ›Glück im Unglück‹. Mein Hilferuf an die Tinnitus-Liga im Januar 1997 wurde unbürokratisch mit der Zusendung der Ärzteliste beantwortet. Mit der Bitte um eine ›Maskerverordnung‹ ging ich zu einem neuen Arzt. Das erste Mal las ich ›TRT‹ und vereinbarte gleich einen Termin bei einer spezialisierten Hörakustikerin.

Mein Retraining begann erst einmal mit Hörgeräten ... Meine ersten Minuten mit Hörgeräten waren wunderbar. Ich hörte Dinge, die ich lange nicht mehr wahrgenommen hatte. Es war wie ein Umschalten von Mono- auf Stereoklang. Im Wald hörte ich die Blätter rauschen. Die Vögel sangen lauter als sonst. Durch die Anhebung der Umweltgeräusche erschien mir mein quälender Tinnitus leiser. Die erste Nacht zog ich die Geräte gar nicht aus. Plötzlich hatte die Welt ein anderes, freundlicheres Gesicht. Die Anstrengung des Hörens war nicht mehr so groß. Ich trug die Geräte von morgens an den ganzen Tag und merkte, daß ich Geräusche besser ertrug. Nicht immer, aber immer öfter. Es hat lange gedauert, bis für mich die geeigneten Geräte gefunden wurden. Die digitalen empfand ich zwar als im Klang perfekt, doch habe ich die Lautstärke nicht ertragen. Immer wieder ging ich zu meiner Hörakustikerin, um das nächste Gerät zu testen.

Schließlich (Mitte Februar) konnte ich mich entscheiden: Die Geräte mit dem kleinen Lautstärkeregler sind für mich am besten. Bevor ich ins Auto steige, bevor ich in die Kantine gehe, wenn der Kollege mit der sonoren Stimme in der Tür steht, drehe ich die Lautstärke ganz herunter. Beim Telefonieren genügt dann wieder ein kleiner Dreh, und ich höre wieder lauter ... Nach zwei Monaten stellte ich fest, daß das Telefon nicht mehr so nervt.«

■ Ein Betroffener vergleicht seinen Tinnitus unter anderem mit einem Baby ...

»Ich war Tinnitus-Patient. Sogar eine Art Tinnitus-Experte. Jetzt habe ich kaum mehr etwas damit zu tun.

Das ›Baby‹, das mein Gehör vor sechzehn Jahren zur Welt gebracht hat, und das Geschwisterchen im anderen Ohr, das vor dreizehn Jahren geboren wurde, sind offensichtlich erwachsen geworden und von zu Hause ausgezogen.

Wir haben keine Verbindung mehr. Von Zeit zu Zeit unterhalten wir uns – wenn ich das Tinnitus-Forum lese oder Geschichten wie diese schreibe. Aber abgesehen davon haben wir kaum noch Kontakt. Der Vergleich mit einem Baby ist vielleicht nicht gerade sehr gut – die meisten Menschen sind ja in ihre Babys völlig vernarrt! Die wenigsten dagegen sind begeistert von ihrem Tinnitus, obwohl ich auch etliche kennengelernt habe, die ihn mit der Zeit liebgewonnen haben. Die ihn sogar vermissen würden, wenn er verschwinden würde! Sei's drum, selbst wenn der Vergleich hinkt, für mich macht er Sinn.

Oh! Das Interesse, die Aufmerksamkeit, die ich an Baby verschwendete, als er noch jung war. Jedem wurde er vorgeführt, und ich glaube fast, ich ging allen, so wie viele junge Eltern, ganz gehörig auf die Nerven.

Die schlaflosen Nächte. Das jähe Erwachen. Sogar den Arzt habe ich aufgesucht, um mir das audiologische Gegenstück zu einem Kolikmittelchen geben zu lassen. Nur um festzustellen, daß es das nicht gibt.

Ich fand heraus, daß ein warmes Milchgetränk uns beiden abends half. Ich fing an, alle möglichen Bücher über ›Kindererziehung‹ zu lesen und wie man es fertigbringt, ein guter berufstätiger Vater zu sein. Und ich fühlte mich schuldig, weil ich den Erwartungen so gar nicht entsprach. Und die Aussicht auf die Pubertät fand ich absolut nicht rosig, da würde er wohl noch anstrengender sein, eine Quelle von permanentem Ärger und Verdruß.

Als das zweite Baby kam, wußte ich schon ein bißchen besser, wie ich damit umgehen mußte. Wie die meisten erfahrenen Eltern glaubte ich, Eltern mit dem ersten Kind könnten von meiner Erfahrung profitieren. Also begann ich, gute Ratschläge zu erteilen und zeigte Mitgefühl für die schlaflosen Nächte.

Als Baby schließlich in die Pubertät kam, war unser Verhältnis sehr ausgeglichen. Gelegentlich gab es wohl ein Aufbrausen, wenn ich zum äußersten gereizt war, aber wir wußten, wie wir danach wieder Frieden schließen konnten.

Damals führte er schon ein ziemlich selbständiges Leben, und ich lebte meines. Als er dann zu Hause auszog, weiterging, wußten wir beide, daß es so das beste war.

Wie ich vorher schon erwähnte, habe ich mich auch weiterentwickelt. Schon als er noch recht klein war, erkannte ich, daß es sich nicht lohnte, ihn umzuformen; er war, was er war, und würde seinen Kopf durchsetzen. Ich hörte auf, ihm für meinen Ärger die Schuld zu geben, obwohl er echt Ärger machte. Ich beschloß, mich lieber selbst zusammenzunehmen, als ihm die Zügel in die Hand zu geben. Ich machte Schluß damit, ihn als Sündenbock zu benutzen oder ihm die Schuld in die Schuhe zu schieben, wenn ich nicht klarkam. Aber das ist gelogen. Von Zeit zu Zeit mußte schon sein schlechtes Benehmen als Entschuldigung herhalten, und ich mach's immer noch. Aber wer ist schon perfekt?

Ich versuchte, mich auf Dinge zu konzentrieren, die mir guttaten und die mir halfen, besser mit ihm auszukommen. Ich versuchte abzunehmen und fing an, regelmäßig zu joggen. So viel also zu meinen guten Absichten ... Es fiel mir schwer, mich an eine Diät zu halten, und meine Begeisterung für das Joggen vor Tau und Tag ließ rapide nach. Aber zumindest weiß ich jetzt, daß ich nicht der einzige mit diesen Problemen bin, und habe schon eine feste Vorstellung davon, wie ich die Dinge ändern werde.

Um gute Vorsätze durchzuziehen, braucht man eine enorme Selbstkontrolle, mehr als viele Leute haben. Der eigene Wille genügt nicht, um weniger zu essen oder regelmäßig zu trainieren.

Es ist hart, sich selbst zu zügeln. Hier haben sich Clubs und Gruppen bewährt. Es hilft wirklich, wenn man einer Gruppe beitritt, die einen unterstützt. Hier kann man seinen Vorsatz und sein Ziel äußern, und man verpflichtet sich, dieses Ziel auf einem bestimmten Weg zu erreichen. Auch zurückhaltende Unterstützung durch andere hilft bereits. Irrational, wie wir nun mal alle sind, versuchen wir oft, Schlachten zu schlagen, die wir nicht gewinnen können ...

Meine Freundin Doreen ist ein perfektes Beispiel dafür. Sie ist immer absolut pünktlich, während ihr Mann Ron grundsätzlich fünfzehn Minuten zu spät kommt. Warum also kommt sie nicht einfach fünfzehn Minuten nach der vereinbarten Zeit, und schon wäre der übliche Streit vermieden. Warum kann ich mich nicht dazu durchringen, die Unordnung meines Sohnes einfach zu ignorieren, anstatt ihn deswegen permanent anzuschreien? Und warum nimmt unser älterer Nachbar die Vergeßlichkeit seiner Frau nicht einfach hin, sondern ärgert sich pausenlos darüber?

Die meisten von uns müssen sich einmal die Mühe machen, sich mit den Augen der anderen zu sehen oder Außenstehende um Rat zu bitten. Mein Nachbar sah die Situation aus einer etwas anderen Perspektive, als ich ihm erklärte, daß es nur seinen Blutdruck erhöhen würde, wenn er sich so aufregte.

Ich habe ihm nicht vorgeschlagen, sich eine Entspannungskassette anzuhören, ich war sicher, er würde es ablehnen. Aber wenn ihm bewußt wird, daß er Unterstützung braucht, um seine Situation zu bewältigen, sage ich es ihm vielleicht doch noch.

Entspannung ist kein Allheilmittel, aber vielen Menschen tut es gut, wenn sie lernen, sich zu entspannen. Es lohnt sich auch, die Mühe auf sich zu nehmen und endlich Dinge in Angriff zu nehmen, die man schon lange vor sich hergeschoben hat, die einem aber Freude machen. Melden Sie sich zu einem Kursus an! Gehen Sie in den Zoo! Es ist erstaunlich, wieviel Spaß es mir gemacht hat, Basilikum auszusäen und es wachsen zu sehen! Und noch etwas mache ich: mit offenen Augen durch die Welt gehen! Das hört sich an, als ob ich sonst mit geschlossenen Augen meines Weges gehe, aber das tun wir doch eigentlich alle. Ich bemühe mich, Dinge zu sehen, sie in mich aufzunehmen. Die vertraute Straße ist keine visuelle Tapete mehr, die an mir vorbeizieht. Vielmehr betrachte und beobachte ich genau: Menschen, Schaufenster, Blumen ...

Als ich mich hinsetzte, um dies zu schreiben, hatte ich nicht vor, nur ich, ich, ich zu schreiben. Ich habe total vergessen, daß es eigentlich ein Artikel über Tinnitus werden sollte.

Übrigens noch etwas zu meiner Person: Kürzlich bin ich zu ein bißchen Geld gekommen. Ich habe es für einen Stereofernseher auf den Kopf gehauen. Ich habe ihn mit der HiFi-Anlage gekoppelt. Jetzt kann ich mit Kopfhörern in der einen Lautstärke hören, meine Frau direkt durch die Lautsprecher in einer anderen oder gar nicht. Das hat gegen den Tinnitus nichts gebracht, aber ich kann den Fernseher besser hören, und meine Frau nörgelt nicht dauernd an der Lautstärke herum.«

◼ Erfahrungen von Betroffenen in den verschiedenen Phasen der TRT

Nach sieben Wochen TRT:
»Die Geräusche der Sanus-Noiser empfinde ich als angenehm. Ich werde abgelenkt von dem aggressiven Pfeifen.«

Nach drei Monaten TRT:
»Durch die Sanus-Noiser kann ich den Tinnitus irgendwie überhören. Dementsprechend kreisen die Gedanken nicht mehr den ganzen Tag um den Ton. Ich kann mich auf anderes konzentrieren. Die Angst nimmt ab. Manchmal kommt es mir so vor, als ob der Ton gar nicht da wäre.«

Nach vier Monaten TRT:
»Tinnitus ist im Durchschnitt wesentlich leiser geworden, relativ lange leise Perioden (zwei bis fünf Tage), unterbrochen von plötzlich auftretendem lautem Pfeifen, welches nach drei bis vier Stunden zurückgeht. Rauschen im Kopf ist kaum noch vorhanden, wenn es da ist, dann eher im Ohr. Plötzliches Pfeifen kann durch Ärger, aber auch durch Verspannungen im Rückenbereich ausgelöst werden.«

Nach fünf Monaten TRT:
»Tinnitus tritt nur noch in der Zeit vom Aufwachen bis zum Aufstehen in Erscheinung. Habe vor circa vier Wochen ›vergessen‹, Sanus-Noiser zu tragen. Da kein Tinnitus eintrat, habe ich das Gerät nicht mehr angelegt.«

Nach sieben Monaten TRT:
»Im Verlauf der letzten sieben Monate ist der Tinnitus leiser geworden. Die Verbesserung geht sehr langsam voran. Stellenweise ist es schwer, zu beurteilen, ob das Ohrgeräusch wirklich leiser geworden ist oder ob man sich nur an den Tinnitus gewöhnt hat (Beurteilung von Monat zu Monat).«

»Wesentliche Besserung – Tinnitus ist tagsüber nur noch unregelmäßig, manchmal gar nicht wahrnehmbar. Rauschen und Pfeifen nachts ist erträglicher geworden. Kaum noch Schlafstörungen.«

Rat und Service

Was Sie sonst noch für sich tun können

Die folgenden Anregungen gehören nicht mehr zur TRT im eigentlichen Sinn. Wir glauben jedoch, daß sie sowohl für jene Betroffenen hilfreich sind, die zusätzlich zur TRT weitere sinnvolle Möglichkeiten ausschöpfen wollen, als auch für jene, die (noch) nicht an einer TRT teilnehmen. Ziele dieser Maßnahmen sind generell, den Allgemeinzustand zu heben sowie vor allem die Habituation zu fördern.

Erkennen Sie Streß und bauen Sie ihn ab

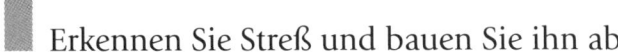

Streß ist ein sehr komplexer Begriff, der viele Symptome abdeckt. Daher ist es sinnvoll, die wichtigsten Aspekte zu erkennen. Generell lassen sich vier Gruppen von Streß und seinen Symptomen unterscheiden.

☐ Mentaler Streß:
 Konzentrationsverlust;
 Verlust des Selbstbewußtseins;
 Gedächtnisschwäche;
 Perspektivlosigkeit;
 Entscheidungsschwäche;
 Müdigkeit;
 Probleme dabei, rational zu urteilen.

☐ Emotionaler Streß:
Aggressivität, Zorn, Gereiztheit;
irrationale Ängste, Panik;
Feindseligkeit, Haß, Abneigung;
Zynismus, Depression;
Ängstlichkeit;
Hoffnungslosigkeit;
Schuldgefühle;
Launenhaftigkeit, Weinerlichkeit.

☐ Physischer Streß:
Muskelanspannung, ungleichmäßiges Atmen,
Schwindel, Herzklopfen;
schweißnasse Hände, kalte Finger, trockener Mund,
zitternde Hände;
Durchfall, Übelkeit;
Rastlosigkeit, Hitzewallungen.

☐ Streßverhalten:
vermehrtes Trinken/Rauchen;
Eßstörungen, Schlafstörungen;
Nägelbeißen, Haareausreißen;
Vernachlässigung des Äußeren, der Hygiene;
sozialer Rückzug;
zwanghaftes Verhalten, etwa übermäßiges Waschen;
rücksichtsloses Autofahren;
Arbeitswut
beziehungsweise Fernbleiben von der Arbeit.

Überlegen Sie, auf welche Ursachen Ihre Spannungszustände
zurückzuführen sind und wie Sie gewöhnlich darauf reagieren.
Meist entsteht Streß, wenn man sich seinen Aufgaben nicht
mehr gewachsen fühlt. Oft heißt das einfach, daß man mehr zu

tun hat, als zeitlich zu schaffen ist. Man gerät auch unter Anspannung, wenn man seine Pflichten vor sich herschiebt.

Erinnern Sie sich an Situationen, in denen es Ihnen unmöglich war, sich zu entspannen, weil Sie eine Arbeit unter Termindruck fertigstellen mußten, was Ihnen aber nur mit halber Kraft gelang, weil der Streß Sie fast außer Gefecht setzte? Viele Menschen mit Tinnitus werden ganz besonders geplagt, wenn sie in Zeitdruck geraten. Dies verschlimmert aber nur den Leidensdruck, verhindert den Zustand der Entspannung und kostet obendrein noch einen Teil der ohnehin knappen Zeit.

 ## Klären Sie Ihre Gefühle

Tinnitus ist in manchen Fällen von der Stimmung beziehungsweise von Gefühlen abhängig. Es gibt Menschen, die sich über ihr Gefühlsleben vollständig oder zumindest teilweise im unklaren sind. Die folgende Liste soll Ihnen helfen, die eigenen Gefühle besser zu erkennen und zu verstehen.

Die Auflistung unterstützt Sie dabei, herauszufinden, ob zwischen Ihrem Tinnitus und Ihren Gefühlen ein Zusammenhang besteht. Denn nur, wenn Sie sich derartige Verknüpfungen bewußtmachen, können Sie gegen eine dadurch bedingte Verstärkung Ihres Ohrgeräusches vorgehen. Versuchen Sie, sich zu erinnern, ob sich bei einem oder mehreren Gefühlen verstärkte Tinnitus-Geräusche eingestellt haben.

Ich fühle mich ...

abgelenkt
akzeptiert
albern
allein

anerkannt
angeregt
angespannt
ängstlich
ärgerlich
aufgedreht
aufgeregt
ausgeflippt
ausgenützt
baff
bedrängt
bedroht
bedrückt
beeindruckt
begeistert
beklommen
beschämt
bescheiden
besessen
betäubt
beunruhigt
böse
boshaft
clever
cool
destruktiv
down
dumm
durcheinander
egoistisch
ehrfurchtsvoll
eifersüchtig
eifrig

eingeschüchtert
einsam
elend
energiegeladen
entschlossen
entsetzt
entspannt
erbärmlich
erfreut
erholt
erleichtert
erschöpft
erschreckt
erstarrt
fähig
fasziniert
faul
feindselig
fertig
freudig erregt
freundlich
friedlich
fröhlich
frustriert
furchtsam
gefräßig
gehetzt
geistesabwesend
gelassen
gemein
gequält
gereizt
gescheit

geschnitten
geschwätzig
gestreßt
gleichgültig
glücklich
großartig
haßerfüllt
häßlich
hilflos
hilfsbereit
hin- und hergerissen
hintergangen
hochgestimmt
hübsch
hysterisch
in Fahrt
isoliert
kaputt
keck
kindisch
knickrig
komisch
kompetent
leer
leidend
liebenswürdig
liebesbedürftig
liebevoll
link
locker
lustig
machtlos
melancholisch

mies
mitleidig
müde
munter
neidisch
nervös
nett
niedergeschlagen
nützlich
obenauf
okay
prächtig
präsent
satt
sauer
schlecht
schockiert
schön
schrecklich
schuldig
schwach
sehnsüchtig
selbstsicher
seltsam
sentimental
sexy
skeptisch
spießig
spröde
sprunghaft
stinkwütend
stolz
tapfer

toll
töricht
traurig
tüchtig
überfressen
übergangen
überrollt
unbeliebt
unentbehrlich
ungeduldig
ungezogen
unmöglich
unselbständig
unverstanden
unzufrieden
verängstigt
verbittert
verdreht
verfolgt
verknallt
verletzlich
verletzt
verloren
vernachlässigt
verrückt
verschaukelt
verständnisvoll
verstört
verzweifelt
wütend
zimperlich
zornig
zufrieden

Erkennen Sie Ihre Ängste

Viele Menschen lassen sich den Weg zu mehr Lebensfreude und Selbstentfaltung durch ihre Ängste verbauen. Da sich Ängste negativ auf den Tinnitus auswirken können, sollten Sie auch Ihren Umgang mit Situationen, die Sie beängstigen, beobachten und gegebenenfalls Ihr Sozialverhalten in den entsprechenden Fällen ändern.

Um gegen selbstzerstörerische Verhaltensweisen, die Ihren sozialen Handlungsspielraum einschränken, vorzugehen, müssen Sie wissen, welche irrationalen Ideen hinter ihnen stecken.

☐ Gehen Sie gegen die Überzeugung an, Sie müßten für fast alles von fast allen gebilligt und geliebt werden. Versuchen Sie nicht, es allen recht zu machen.

☐ Machen Sie sich frei von dem Ehrgeiz, auf jedem nur denkbaren Gebiet beschlagen und tüchtig zu sein.

☐ Verrennen Sie sich nicht in die Vorstellung, daß bestimmte Leute schlecht und böse seien und für ihre Übeltaten zur Rechenschaft gezogen werden müßten.

☐ Bilden Sie sich nicht ein, es sei eine Katastrophe, wenn die Dinge anders laufen, als Sie es sich vorstellen.

☐ Glauben Sie nicht an die Theorie, daß Unglücklichsein äußere Ursachen habe und daß Sie so gut wie keine Möglichkeit hätten, sich von Ihren negativen Gefühlen zu befreien.

☐ Schlagen Sie sich aus dem Kopf, Sie müßten außerordentlich besorgt oder beunruhigt sein, wenn etwas gefährlich oder furchterregend werden könnte.

☐ Glauben Sie nicht daran, daß kein Weg von der Vergangenheit wegführe und daß Sie bis in alle Ewigkeit darunter zu leiden hätten, was sich irgendwann einmal in Ihrem Leben zugetragen hat.

☐ Versuchen Sie nicht länger, vor den Problemen und den Verantwortungen des Lebens davonzulaufen.

☐ Lösen Sie sich von der Vorstellung, daß Menschen und Dinge anders sein sollten, als sie tatsächlich sind, und daß es eine Katastrophe sei, wenn sich nicht immer sofort eine Lösung für auftretende Probleme finden läßt.

Trotzdem sollten Sie – am besten ganz unverkrampft – versuchen, bedrückende Umstände in Ihrem Alltag auszumachen und ganz ruhig anzugehen. Oft hilft in diesem Zusammenhang weniger ein Psychologe als ganz einfach ein Freund oder eine andere nahestehende Person, der Gemeindeseelsorger oder eine Familienberatung.

Entspannungsübungen zu Hause

Die enge Verbundenheit von Körper und Seele können Sie in Entspannungsübungen fühlen. Ungeübte empfinden bei solchen Übungen zunächst oft Hemmungen – weil sie sich innerlich gegen diese sperren.

Wer den Entspannungstechniken jedoch offen gegenübersteht, kann daraus großen Nutzen ziehen. Auch »Lockerlassen« will gelernt sein.

Empfehlenswert ist es, die folgenden vier Übungen langsam auf ein Band zu sprechen. Das kann auch jemand übernehmen, dessen Stimme Sie gerne hören. Wenn Sie sich entspannen möchten, legen Sie einfach die Kassette ein und folgen den Übungsanleitungen. Das kostet jeweils nur vier bis fünf Minuten Zeit und ist deshalb auch für Vielbeschäftigte gut geeignet.

▓ Entspannung für die Arme

Lehnen Sie sich so bequem wie möglich zurück. Entspannen Sie sich, so gut Sie können ...
Sie sind jetzt ganz entspannt ...
Ballen Sie Ihre rechte Faust, pressen Sie sie immer fester zusammen, beobachten Sie dabei die Spannung in Ihrer rechten Faust, Ihrer Hand, Ihrem Unterarm ...
Und jetzt entspannen ...
Lockern Sie die Finger Ihrer rechten Hand, spüren Sie den Unterschied von Spannung und Entspannung ...
Versuchen Sie jetzt, Ihren ganzen Körper zu entspannen ...
Ballen Sie Ihre rechte Faust noch einmal ganz fest ...
Halten Sie die Spannung, und spüren Sie ihr noch einmal nach ...
Nun wieder entspannen, strecken Sie Ihre Finger aus, und wieder spüren Sie den Unterschied ...
Machen Sie nun das gleiche mit der linken Hand. Ballen Sie die linke Faust, Ihr Körper bleibt entspannt; die Faust fester zusammendrücken und die Spannung fühlen ...
Und entspannen ...
Und wieder den Unterschied genießen ...
Und noch einmal die linke Faust ballen, ganz fest ...
Und jetzt wieder locker lassen, den Unterschied spüren. Ein Weilchen so entspannt bleiben ...
Nun beide Fäuste immer fester ballen, beide Fäuste, die Unterarme sind angespannt, dem Gefühl nachspüren ...
Und entspannen ...
Die Finger ausstrecken, die Entspannung spüren, Hände und Arme immer mehr entspannen ...
Jetzt die Arme beugen, den Bizeps anspannen, die Spannung verstärken, die Spannung fühlen ...
Die Arme ausstrecken, entspannen, den Unterschied spüren ...

Ganz entspannt bleiben ...
Noch einmal den Bizeps anspannen, die Spannung halten und fühlen ...
Die Arme wieder ausstrecken und so entspannt wie möglich sein ...
Das Spannen und Entspannen immer sorgfältig wahrnehmen ...
Jetzt die Arme strecken, so strecken, daß die Muskeln hinten am Oberarm am angespanntesten sind ...
Die Arme strecken, und diese Spannung spüren ...
Und jetzt entspannen ...
Die Arme in eine bequeme Lage bringen, sich ganz der Entspannung hingeben ...
Die Arme sind angenehm schwer ...
Die Arme noch einmal strecken, die Muskelspannung noch einmal spüren, die Arme strecken, die Spannung fühlen ...
Und locker lassen ...
Konzentrieren Sie sich jetzt darauf, Ihre Arme völlig locker zu lassen, ohne jede Spannung ...
Legen Sie Ihre Arme bequem hin, und entspannen Sie sie mehr und mehr ...
Versuchen Sie, Ihre Arme noch lockerer zu lassen ... noch ein bißchen ... und noch ein bißchen ...
Ihre Arme sollen völlig entspannt sein.

Entspannung für Gesicht, Nacken und Schultern

Lockern Sie alle Muskeln. Setzen Sie sich ruhig und bequem zurück.
Jetzt die Stirn runzeln ... fester runzeln ...
Nun aufhören, entspannen, die Stirn glätten ...
Stellen Sie sich vor, Ihre Stirn und Kopfhaut werden glatter und

glatter, je mehr Sie sich entspannen ...

Jetzt Stirn und Augenbrauen runzeln, die Spannung wahrnehmen ...

Die Spannung zurücknehmen, die Stirn wieder glätten ...

Nun die Augen schließen ... fester und fester ...

Die Spannung spüren ... die Augen entspannen ...

Die Augen geschlossen halten, sacht, sanft, die Entspannung fühlen ...

Nun die Kiefer zusammenpressen, die Zähne aufeinanderbeißen ... die Spannung spüren ...

Die Kiefer jetzt wieder entspannen ...

Die Lippen etwas öffnen ... die Entspannung genießen ...

Jetzt die Zunge fest an den Gaumen drücken ... die Spannung wahrnehmen ...

Die Zunge wieder bequem und locker lassen ...

Den Mund spitzen ... die Lippen immer fester aufeinanderpressen ...

Die Lippen wieder locker lassen ...

Den Unterschied von Spannung und Entspannung spüren ...

Das ganze Gesicht anspannen, Stirn und Kopfhaut, Augen, Kiefer, Lippen, Zunge und Hals ...

Mehr und mehr entspannen ...

Die Aufmerksamkeit jetzt auf die Nackenmuskeln richten. Den Kopf so weit wie möglich zurückdrücken, die Spannung im Nacken fühlen ...

Den Kopf nach rechts drehen, das Wechseln der Spannung spüren ...

Nun den Kopf nach links drehen. Den Kopf wieder aufrichten, nach vorne bringen und das Kinn auf die Brust drücken ...

Den Kopf in eine bequeme Lage bringen und die Entspannung spüren ...

Die Entspannung vertiefen ...

Die Schultern ganz nach oben ziehen, ganz hoch ...

Die Spannung halten ...
Die Schultern fallen lassen, die Entspannung fühlen ...
Nacken und Schultern sind entspannt ...
Mit den Schultern zucken, die Schultern hoch und nach vorne
und hinten bewegen. Die Spannung in den Schultern und
oben im Rücken spüren ...
Die Schultern wieder fallen lassen und entspannen ...
Die Entspannung tief in die Schultern strömen lassen, bis in
die Rückenmuskeln ...
Nacken und Hals, Kiefer und Gesicht völlig locker lassen, sich
völlig der Entspannung hingeben ...
Sie wird tiefer ... tiefer ... noch tiefer.

Entspannung für Brust, Bauch und Rücken

Entspannen Sie Ihren ganzen Körper so gut wie möglich ...
Spüren Sie die wohlige Schwere Ihres entspannten Körpers ...
Atmen Sie gleichmäßig und ruhig ein und aus ...
Fühlen Sie, wie Sie sich beim Ausatmen mehr und mehr
entspannen ...
Spüren Sie diese Entspannung, wenn Sie ausatmen ...
Jetzt atmen Sie ein und füllen Ihre Lungen ... tief einatmen und
die Luft anhalten ...
Fühlen Sie die Spannung ...
Jetzt ausatmen, Ihre Brust entspannt sich, die Luft strömt aus
Ihrer Lunge ...
Ganz entspannt bleiben und locker und sanft atmen ...
Lassen Sie die Entspannung auf sich wirken, und genießen Sie
das gute Gefühl ...
Bleiben Sie so entspannt wie möglich ...
Füllen Sie Ihre Lungen wieder. Atmen Sie tief ein, halten Sie
den Atem an ...

Atmen Sie wieder aus, und genießen Sie die Entspannung ...
Atmen Sie ganz normal ...
Entspannen Sie Ihre Brust mehr und mehr ...
Rücken, Schultern, Nacken und Arme werden ganz locker ...
Lassen Sie sich einfach fallen ...
Und genießen Sie die Entspannung ...
Jetzt wenden wir uns den Bauchmuskeln zu. Spannen Sie Ihre Bauchmuskeln an ...
Ihr Unterleib wird ganz hart ...
Spüren Sie die Spannung ...
Und entspannen ...
Lockern Sie die Muskeln und fühlen Sie den Unterschied ...
Noch einmal die Bauchmuskeln anspannen ...
Die Spannung halten und ihr nachfühlen ...
Und entspannen ...
Spüren Sie das Wohlgefühl, wenn Sie Ihren Bauch entspannen ...
Jetzt ziehen Sie Ihren Bauch ein, ziehen Sie die Muskeln ganz fest nach innen, und spüren Sie diese Anspannung ...
Nun wieder entspannen ...
Lockern Sie Ihren Bauch ...
Atmen Sie ruhig und gleichmäßig weiter ...
Sie spüren ein sachtes Massieren auf Brust und Bauch ...
Nun noch einmal den Bauch einziehen und die Spannung halten ...
Jetzt den Bauch nach außen drücken und die Spannung halten ...
Weiter anspannen ... wieder einziehen und die Spannung fühlen ...
Jetzt den Bauch völlig entspannen ...
Die Spannung löst sich langsam auf, die Entspannung wird immer tiefer ...
Bei jedem Ausatmen spüren Sie die rhythmische Entspannung

in den Lungen und im Bauch. Sie spüren, wie Ihre Brust und
Ihr Bauch mehr und mehr entspannen ...
Versuchen Sie, Ihren ganzen Körper zu lockern ...
Richten Sie Ihre Aufmerksamkeit nun auf Ihren unteren Rücken ...
Drücken Sie Ihren Rücken nach oben ...
Und spüren Sie die Spannung entlang Ihrer Wirbelsäule ...
Und legen Sie sich wieder bequem nach unten, und entspannen Sie Ihren Rücken ...
Noch einmal den Rücken durchdrücken und dabei die Spannung fühlen ...
Den Körper dabei so locker wie möglich lassen ...
Versuchen Sie, der Spannung nachzufühlen ...
Wieder entspannen ... tiefer und tiefer entspannen ...
Entspannen Sie Ihren unteren Rücken ...
Entspannen Sie Ihren oberen Rücken ...
Entspannen Sie Ihren Bauch, die Brust, die Schultern, die Arme und das Gesicht ...
Ihr ganzer Körper entspannt sich ... immer mehr ... immer tiefer ... tiefer ... tiefer.

Entspannung für Hüften, Schenkeln, Waden
und völlige Körperentspannung

Legen Sie sich ganz bequem auf den Boden. Lösen Sie alle
Spannung, und entspannen Sie sich ...
Spannen Sie jetzt Ihre Pobacken und Schenkel ...
Spannen Sie Ihre Schenkel, indem Sie Ihre Fersen so fest wie
möglich auf den Boden pressen ...
Entspannen Sie sich ...
Und spüren Sie die Entspannung ...
Überlassen Sie sich ganz der Entspannung ...

Strecken Sie Ihre Füße und Zehen nach unten, so daß Ihre Wadenmuskeln sich anspannen ...
Spüren Sie diese Spannung ...
Entspannen Sie Ihre Füße und Waden ...
Strecken Sie jetzt Ihre Füße zum Körper, so daß Sie die Spannung entlang der Schienbeine spüren ...
Strecken Sie Ihre Zehen weit nach oben ...
Und entspannen Sie sich ...
Bleiben Sie so entspannt ...
Entspannen Sie Ihren ganzen Körper noch mehr ...
Entspannen Sie Ihre Füße, die Knöchel, die Waden und Schienbeine, die Knie, Schenkel, Pobacken und Hüften ...
Spüren Sie die Schwere Ihres Unterkörpers ...
Und entspannen Sie sich mehr und mehr ...
Entspannen Sie jetzt den Bauch, die Taille und den unteren Rücken ...
Lassen Sie sich mehr und mehr fallen ...
Fühlen Sie diese Entspannung Ihres Körpers ...
Sie breitet sich aus ...
Auf den oberen Rücken, die Brust, die Schultern, die Arme ... bis in die Fingerspitzen ...
Entspannen Sie sich tiefer und tiefer ...
Lösen Sie alle Spannungen ...
Entspannen Sie Nacken und Kiefer und Ihr ganzes Gesicht ...
Entspannen Sie so Ihren ganzen Körper ...
Lassen Sie sich fallen und entspannen Sie sich ...
Sie werden jetzt noch entspannter ...
Atmen Sie tief ein und ganz langsam wieder aus ...
Spüren Sie, wie schwer und entspannt Sie sind ...
Im Zustand völliger Entspannung wollen Sie auch nicht den kleinsten Muskel in Ihrem Körper bewegen ...
Stellen Sie sich vor, wie mühsam es wäre, den rechten Arm zu heben ...

Während Sie darüber nachdenken, den Arm zu heben, versuchen Sie zu spüren, ob Sie eine Spannung in Ihrer Schulter oder Ihrem Arm bemerken ...
Sie nehmen den Arm doch nicht hoch ...
Sie bleiben weiter ganz entspannt ...
Sie spüren Erleichterung, die Spannung verschwindet ...
Bleiben Sie einfach ganz entspannt ...
Wenn Sie aufstehen möchten, zählen Sie langsam rückwärts von vier bis eins ...
Sie fühlen sich jetzt wohl und erfrischt, hellwach und ruhig.

Stellen Sie den Tinnitus nicht in den Mittelpunkt

Es tut immer gut, wenn andere Leute Mitleid zeigen, man fühlt sich gemocht und gebraucht, und für den anderen ist es angenehm und überdies wenig anstrengend, sich warmherzig, mitfühlend und besorgt zu zeigen.

Auf Dauer gesehen, ist das allerdings nicht hilfreich, denn es hemmt die Habituation. Durch Habituation soll der Tinnitus ja gerade in den Hintergrund gerückt und damit unschädlich gemacht werden.

Man sollte außerdem nicht versuchen, dem Tinnitus die Schuld für alle Probleme zu geben. Sicherlich ist die Versuchung groß, genau das zu tun, weil er so real ist, so präsent. Der Tinnitus kann aber auch zum Sündenbock werden. Ist man gerade besonders gereizt oder deprimiert, schiebt man dies einfach auf den Tinnitus. Tatsächlich ist die wahre Ursache für die Verstimmung aber etwa Überarbeitung, eine Enttäuschung, die man nicht wahrhaben will, oder ein Streit in der Familie. Daher sollte man versuchen, die äußeren Umstände so zu verändern, daß derlei Streßsituationen weitgehend vermieden werden können. (Weshalb haben wir eigentlich gestritten? Es war mit Sicherheit nicht wegen des Tinnitus!)

Wenn man sich immer als Tinnitus-»Opfer« oder Tinnitus-»Leidender« sieht, verinnerlicht man alle negativen Inhalte, die zu diesen Begriffen gehören. Es ist so verführerisch einfach, dem Tinnitus für alles Ungemach, das man »erleidet«, die Schuld zuzuweisen. Doch darüber wird versäumt, nach anderen Gründen für die Probleme zu forschen, Ursachen, gegen die man sehr wohl etwas unternehmen kann. Man muß sich klarmachen, daß Tinnitus nicht das Ende der Welt bedeutet, auch wenn es am Anfang so scheinen mag. Man sollte begreifen, daß man nicht einzigartig, außergewöhnlich oder übermenschlich sein muß, um den Tinnitus zu habituieren. Weit gefehlt! Vielen Menschen ist es gelungen, ihn sozusagen in eine hintere Reihe zu verweisen – so daß sie ihn kaum mehr wahrnehmen.

Es gibt nämlich Wichtigeres und Schöneres, als dem Tinnitus zu lauschen. Vielleicht bringen Sie die folgenden fünfzehn Interessen- und Tätigkeitsfelder auf die eine oder andere Idee, vielleicht lassen Sie sich auch lieber von den danach aufgelisteten achtundachtzig kunterbunten Tips inspirieren.

■ Fünfzehn Interessen- und Tätigkeitsfelder:

1. Genießen Sie Kunst. Hören Sie Musik, besuchen Sie ein Museum, eine Theateraufführung.

2. Lernen Sie etwas Neues: zum Beispiel eine Fremdsprache, ein Musikinstrument, ein Computerprogramm oder eine künstlerische beziehungsweise eine kunsthandwerkliche Technik (etwa Töpfern).

3. Beschäftigen Sie sich bewußt mit Ihrem täglichen Leben. Sortieren Sie Ihre persönlichen Papiere und Dokumente, räumen Sie die Wohnung auf, stellen Sie Möbel um, reparieren Sie etwas.

4. Sammeln Sie neue Eindrücke. Machen Sie einen Ausflug, eine Reise, lernen Sie neue Menschen kennen.

5. Nehmen Sie sich Zeit für Familie, Partner, Freunde, Nachbarn oder Kollegen.

6. Seien Sie gesellig. Treten Sie einem Verein bei, machen Sie Gesellschaftsspiele.

7. Treiben Sie Sport, je nach Ihren konditionellen Möglichkeiten. Gehen Sie mit anderen zum Wandern, schwimmen Sie oder joggen Sie.

8. Sorgen Sie für Unterhaltung und Freude. Schauen Sie sich einen lustigen oder einen spannenden Film an, gehen Sie ins Fußballstadion, bringen Sie sich und andere zum Lachen.

9. Tun Sie sich etwas Gutes. Gönnen Sie sich einen Besuch beim Friseur, einen Stadtbummel, ein duftendes Schaumbad, schöne Kleidung.

10. Genießen Sie die Natur, beschäftigen Sie sich mit Tieren, Pflanzen, dem Wetter.

11. Helfen Sie anderen. Sie werden gebraucht – in Ihrer Gemeinde, in einer Wohltätigkeits- oder Hilfsorganisation oder in Ihrer Nachbarschaft.

12. Suchen Sie das innere Gespräch. Schreiben Sie ein Gedicht, führen Sie Tagebuch.

13. Beschäftigen Sie sich bewußt mit äußeren Geräuschen (siehe hierzu Seite 107 ff).

14. Beachten Sie leibliche und seelische Bedürfnisse: Ihren Appetit, Ihre Sexualität, Ihre Bewegungsfreude oder Ihr Schlafbedürfnis.

15. Erfüllen Sie sich langgehegte Wünsche, genießen Sie die Vorfreude. Leisten Sie sich einen Ballonflug, eine Modelleisenbahn, ein neues Möbelstück; oder sammeln Sie etwas, zum Beispiel Briefmarken.

Achtundachtzig kunterbunte Tips:

1. Hören Sie Musik.
2. Lernen Sie eine neue Sprache, zum Beispiel mit Kassetten.
3. Hören Sie ein Hörspiel mit Kopfhörern.
4. Bringen Sie jemanden zum Lachen.
5. Planen Sie mit Ihrer Familie oder mit Freunden einen Tagesausflug in den Zoo.
6. Spielen Sie jemandem einen kleinen Streich.
7. Fahren Sie mit dem Auto, mit dem Bus oder mit der Eisenbahn irgendwohin.
8. Widmen Sie einem Freund oder einer Freundin Zeit.
9. Schauen Sie sich einen neuen Film im Kino an (bei extremen Lautstärken mit Gehörschutz).
10. Belegen Sie einen Kurs in der Volkshochschule.
11. Gehen Sie in eine Zoohandlung.

12. Gehen Sie zum Friseur.
13. Nehmen Sie eine Katze oder einen Hund in Pflege.
14. Gehen Sie in den Park, füttern Sie Vögel, Eichhörnchen oder Fische.
15. Spielen Sie mit jemandem Karten, Dame, Monopoly ...
16. Gehen Sie zur Kosmetikerin.
17. Spielen Sie etwas Lustiges mit Kindern.
18. Machen Sie einen Kassensturz.
19. Belegen Sie einen Sport- oder Gymnastikkurs.
20. Fotografieren Sie Dinge, die Sie interessieren, legen Sie ein Fotoalbum an.
21. Setzen Sie sich in ein Café, beobachten Sie die Passanten.
22. Besuchen Sie einen Flughafen, Bahnhof oder Hafen, und lassen Sie sich zu einem Traumziel inspirieren.
23. Lauschen Sie auf Naturgeräusche, Wind, Blätter, Bäche ...
24. Setzen Sie sich auf einen Kinderspielplatz.
25. Stellen Sie die Möbel um.
26. Gehen Sie ins Schwimmbad.
27. Wie wäre es mit einem Tanzkurs?
28. Treten Sie einem gemeinnützigen Verein bei.
29. Besuchen Sie ein Krankenhaus, versuchen Sie, jemandem Mut zuzusprechen.
30. Beteiligen Sie sich an einem Fahrsicherheitstraining mit dem Auto.
31. Machen Sie einen Hubschrauberrundflug (mit Lärmschutz).
32. Gehen Sie Schlittschuhlaufen.
33. Denken Sie sich ein Gedicht oder eine Kurzgeschichte aus.
34. Essen Sie Kartoffelchips.
35. Gönnen Sie sich eine Massage.
36. Besuchen Sie eine Sauna.

37. Laden Sie sich Besuch über Nacht oder übers Wochenende ein.
38. Brutzeln, braten oder kochen Sie einmal ein ganz tolles Menü.
39. Säubern Sie die Schränke, lauschen Sie den Geräuschen der Gegenstände und Stoffe.
40. Schreiben Sie einen Brief.
41. Halten Sie ein Schläfchen.
42. Duschen oder baden Sie ganz in Ruhe.
43. Spielen Sie Squash.
44. Säubern oder verändern Sie etwas – polieren Sie etwa einen Bilderrahmen, färben Sie eine Tischdecke.
45. Besuchen Sie einen Gottesdienst.
46. Jäten Sie Unkraut.
47. Legen Sie sich ins Gras, lauschen Sie den Bienen, Grillen, Mücken, Vögeln ...
48. Bringen Sie Schnee zum Knirschen.
49. Machen Sie ein Sportabzeichen.
50. Lösen Sie ein Kreuzworträtsel.
51. Wie hören sich die verschiedenen Kirchenglocken in Ihrer Umgebung an?
52. Besuchen Sie ein Museum einmal mit und einmal ohne Führung.
53. Wie hören sich Ihre Schritte auf dem Gehweg, auf Sand oder im Gras an?
54. Lernen Sie Nachbarn kennen.
55. Reparieren Sie etwas in der Wohnung oder im Haus.
56. Führen Sie ein Tagebuch.
57. Beschäftigen Sie sich mit einem Computer.
58. Laufen Sie im Herbst durch einen Laubwald.
59. Lesen Sie Comics, sehen Sie sich Zeichentrickfilme an.
60. Fahren Sie an die See oder an einen Fluß, und lassen Sie die Atmosphäre auf sich wirken.

61. Gehen Sie mit einem lieben Menschen zu einem Fußballspiel.
62. Besuchen Sie ein zugängliches Bergwerk mit Führung.
63. Erlernen Sie ein Musikinstrument.
64. Wie wäre es mit einer Eishockey-Veranstaltung?
65. Versuchen Sie den Klangunterschied zwischen Mono und Stereo festzustellen.
66. Besuchen Sie ein klassisches Konzert.
67. Gehen Sie in ein Schallplatten- oder CD-Geschäft, lassen Sie sich ein paar Platten beziehungsweise CDs vorspielen.
68. Besuchen Sie einen Vogelpark, genießen Sie das Zwitschern der Vögel.
69. Machen Sie einen Einkaufsbummel.
70. Gehen Sie auf den Markt, erleben Sie dort bewußt die jeweilige Jahreszeit.
71. Hören Sie am Telefon den Veranstaltungskalender ab.
72. Lassen Sie einen Drachen steigen.
73. Machen Sie mit Ihren Freunden ein Picknick.
74. Organisieren Sie ein Straßenfest.
75. Arbeiten Sie ehrenamtlich für Ihre Gemeinde.
76. Vertonen Sie einen selbstgedrehten Videofilm.
77. Organisieren Sie einen Hausmusikabend.
78. Gehen Sie zu einer Karaoke-Veranstaltung.
79. Pfeifen Sie ein Liedchen.
80. Gehen Sie zum Tanztee.
81. Lassen Sie sich den Wind um die Ohren wehen.
82. Wie wäre es mit der Mitgliedschaft in einem Gesangverein oder Kirchenchor?
83. Besuchen Sie eine Karnevalsveranstaltung.
84. Renovieren Sie Ihre Wohnung.
85. Bauen Sie eine Sandburg.
86. Gründen Sie eine Selbsthilfegruppe.

87. Gönnen Sie sich ein gutes Essen in einem gepflegten Restaurant.
88. Machen Sie eine Probefahrt mit Inline-Skates.

Einige dieser Anregungen, die aus psychologischer Sicht besonders wichtig erscheinen, werden im Folgenden noch ausführlicher dargestellt.

Stille Wasser

Wasser besänftigt unsere Sinne in mehr als nur einer Beziehung. Die meisten Menschen empfinden den Anblick des Meeres, eines Sees, eines Flusses, selbst eines Schwimmbeckens oder heißen Badewassers als angenehm. Wasser wirkt ruhig und heiter. Manche Menschen können sich keine größere Entspannung als eine Bootsfahrt vorstellen. Das Plätschern der Wellen am Strand oder im Boot kann sie in einen fast tranceartigen Zustand versetzen. Viele Tinnitus-Betroffene fahren im Urlaub regelmäßig ans Meer, um vom Rauschen der Wellen ihr Ohrgeräusch im wahrsten Sinne des Wortes umspülen zu lassen.

Auch Schwimmen wirkt entspannend, die fließenden Bewegungen lösen Verkrampfungen. Speziell Rückenschwimmen entlastet die Halswirbelsäule und den gesamten Schultergürtel.

Es wird Ihnen kaum gelingen, sich Sorgen zu machen oder sich aufzuregen, während Sie durchs Wasser gleiten. Drehen Sie sich auf den Rücken, und lassen Sie sich treiben. Schließen Sie die Augen. Kosten Sie diesen Augenblick der Entspannung aus.

Wenn Sie kein Boot haben, nicht schwimmen können oder kein Schwimmbad in der Nähe haben, leistet auch die Badewanne gute Dienste. Lassen Sie sich ein heißes Bad einlaufen, geben Sie Ihren Lieblingsduft hinein, dämpfen Sie das Licht, zünden Sie eine Kerze an, und lassen Sie sich tief ins Wasser sinken. Entspannen Sie sich.

Wohltuende Massagen

Massagen können kleine Wunder wirken. Das heißt nicht, daß Sie dazu ständig einen Therapeuten aufsuchen müssen. Auch Rückenmassagen ohne besondere Technik – von einem einfühlsamen Partner durchgeführt – sorgen für Entspannung. Die amerikanische Massage-Therapeutin Nancy Post empfiehlt:

»Stehen Sie ruhig, bewegen Sie die Hände fest und gleichmäßig, tun Sie Ihrem Partner nicht weh und lernen Sie vor allen Dingen, mit liebevoller Einfühlung in die Sphäre des anderen einzudringen. Liebevolle Einfühlung meint jene zärtliche, liebevolle Fürsorge, nach der wir uns alle sehnen, wenn wir unter Streß stehen. Selbst das Bürsten der Haare kann manchmal wie eine beruhigende Massage wirken.«

Die Macht der Musik

Musik steckt voller Energie. Flotte Rhythmen und mitreißende Melodien sind ein hervorragendes Mittel gegen Frustrationen, Traurigkeit und Ängste.

Nutzen Sie bewußt diese Wirkung von Musik. Singen Sie, wenn Sie die Möglichkeit haben, in einem Chor mit oder allein am Klavier. Schalten Sie Radio oder CD-Player ein, und singen Sie hemmungslos mit. Tanzen Sie zur Musik, wenn Ihnen danach zumute ist. Wie wäre es mit Tanz-, Aerobic- oder Ballettstunden? Nehmen Sie Unterricht und lernen Sie, ein Musikinstrument zu spielen. Es kann ein geeignetes Mittel sein, um Spannungszustände aufzulösen.

Sport und Körperkontrolle

Nicht nur die bereits erwähnten Bewegungsformen Schwimmen und Tanzen haben eine euphorisierende, stimmungsaufhellende Wirkung. Jede Form von Bewegung sorgt dafür, daß im Körper Endorphine gebildet werden. Das sind morphiumähnliche Stoffe, welche die Psyche stabilisieren.

Darüber hinaus sorgt Sport für eine erhöhte Sauerstoffzufuhr im Gehirn, woraus sich eine deutliche Steigerung der geistigen Leistungsfähigkeit ergibt. Nicht zuletzt aus diesen Gründen wird körperliche Aktivität in vielen Fällen erfolgreich zur Krankheitsbewältigung und zur sozialen Eingliederung eingesetzt. Auch für Tinnitus-Betroffene ist Sport in den meisten Fällen uneingeschränkt zu empfehlen. Sportarten mit einer starken dynamischen Komponente gelten laut Biesinger[1] als besonders geeignet. Dazu gehören Badminton, Skilanglauf, Gehen/Joggen/Langstreckenlauf, Fußball und Squash.

Richtige Ernährung bei Tinnitus

Bereits in den ältesten Zeugnissen der medizinischen Literatur wurde der Ernährung als einem Auslöser für Ohrgeräusche große Bedeutung beigemessen. Obgleich viele der damaligen

1   Eberhard Biesinger, Die Behandlung von Ohrgeräuschen, Stuttgart 1996, Seite 148.

Diät- und Ernährungshinweise aus heutiger Sicht unhaltbar sind, ist die Bedeutung der Ernährung für Tinnitus-Betroffene nicht unerheblich. Zwar gibt es – um dies gleich vorwegzunehmen – keine »Tinnitus-Diät«, die ein Ohrgeräusch beseitigen kann. Aber man kann durch entsprechende Ernährung einiges tun, um sein körperliches Wohlbefinden zu verbessern. Dazu sollte eine qualifizierte Diät- beziehungsweise Ernährungsberatung in Anspruch genommen werden.

 ## Hilfe bei Schlafstörungen

Ungefähr die Hälfte der Menschen, die Tinnitus haben, klagen über schlechten Schlaf. Untersuchungen der Tinnitus-Klinik in Nottingham haben aber ergeben, daß die andere Hälfte sehr gut schläft. Tinnitus zu haben bedeutet demnach nicht automatisch, schlecht zu schlafen. Deshalb sollte man die Schlaflosigkeit unabhängig vom Tinnitus betrachten.

Wann spricht man eigentlich von Schlaflosigkeit? Beinahe jeder hat irgendwann in seinem Leben Schlafstörungen. Leichte Schlafstörungen treten sogar sehr häufig auf. Es handelt sich um Probleme beim Ein- und/oder Durchschlafen. Von Insomnia (Schlaflosigkeit) im engeren Sinn spricht man, wenn das Ein- oder Durchschlafen über längere Zeit nicht gelingt, mehrmals pro Woche auftritt und mindestens über einen Zeitraum von sechs Monaten anhält.

Der normale Nachtschlaf besteht aus mehreren Phasen. Zum normalen Schlafmuster gehören auch mehrere Aufwachphasen, die erste unterbricht den Schlaf nach ein paar Stunden. Diese natürlichen Wachphasen sind am nächsten Morgen meistens vergessen. Grübelt aber jemand während einer Wachphase über seinen Tinnitus, werden diese Phasen länger. Tinnitus weckt niemanden auf, aber er kann natürlich das erste sein, dessen man sich in einer Wachphase bewußt wird. Mit dem Alter ändert sich das Schlafmuster, die Tiefschlafphasen werden kürzer, die Wachphasen häufiger. Der Schlaf wird bruchstückhafter, und viele ältere Menschen machen auch tagsüber ab und zu ein Schläfchen. So schlafen die meisten Menschen sieben bis acht Stunden, aber es gibt enorme Unterschiede bei Schlafdauer und Schlafbedürfnis.

Den genauen Grund für das Schlafbedürfnis kennen wir nicht. Eine Theorie besagt, daß Schlaf Energie erhält und erneuert, aber dafür gibt es keine voll gültigen Beweise. Die meisten Menschen fühlen sich schlecht, wenn sie nicht gut geschlafen haben. Es sind jedoch keine biochemischen Vorgänge bekannt, die auf Schlafdefizit zurückzuführen sind. Zudem sind auch viele Menschen in der Lage, mit wenig Schlaf gut zurechtzukommen. Wer sich hingegen ständig um seine Schlafstörungen Sorgen macht und über sie nachgrübelt, wird sie wohl kaum wieder loswerden.

In jedem Fall sollte bei Schlafstörungen ein Arzt befragt werden. Sie können durchaus von gesundheitlichen Störungen verursacht werden, die behandelt werden können. Viele Ärzte raten zu Schlafmitteln. Diese Medikamente haben zwar in den letzten Jahren eine »schlechte Presse«, sollten jedoch nicht generell verdammt werden. Eine kurzzeitige Schlafstörung kann mit einem geeigneten, vom Arzt zu bestimmenden Mittel gemildert und oft beseitigt werden.

Darüber hinaus ist es sinnvoll, einige bewährte Tips zu berücksichtigen, die die Tinnitus-Klinik von Nottingham für ihre Patienten zusammengestellt hat:

☐ Alkohol ist ein denkbar schlechtes Mittel, um Schlafstörungen zu beheben. Alkoholisiert schläft man wohl ein, aber abgesehen von den Problemen, die durch Alkoholmißbrauch entstehen, wird das normale Schlafmuster gestört. Man wacht früher auf, und es ist noch schwieriger, wieder einzuschlafen.

☐ Freiverkäufliche Medikamente, die ohne Beratung gekauft werden, haben oft die gleichen Auswirkungen auf den Schlaf wie Alkohol. Pflanzliche Medikamente scheinen manchen Menschen zu helfen, jedoch nicht allen.

☐ Den Genuß von Nikotin und Koffein (Tee, Kaffee, Cola etc.) sollte man einschränken. Sie haben eine anregende Wirkung, die wachhält.

☐ Kurz vor dem Schlafengehen sollte man keine Fitneßübungen mehr machen. Sie ermüden zwar, unterbrechen aber den normalen Schlafrhythmus. Ein gut trainierter Mensch schläft zwar besser, das Fitneßtraining muß aber sorgfältig dosiert werden.

☐ Das Schlafzimmer sollte nur zum Schlafen benutzt werden. Im Bett nicht fernsehen, keine Kreuzworträtsel lösen, Berichte schreiben etc. Wenn man ins Bett geht, sofort das Licht ausschalten.

☐ Nicht verzweifelt versuchen, einzuschlafen. Im Bett zu ruhen ist beinahe so erholsam wie zu schlafen.

☐ Nichts essen, wenn man nachts aufwacht. Der Körper gewöhnt sich sonst vielleicht daran, um diese Zeit etwas zu essen zu bekommen.

☐ Entspannung kann den Schlaf sehr verbessern. Entspannungskurse und -kassetten besorgen. Tagsüber Entspannungstechniken üben, für abends im Bett eine kurze Entspannungsübung aussuchen.

☐ Die Aktivitäten tagsüber und abends klar voneinander trennen. Mindestens eine Stunde vor dem Zubettgehen »abschalten«, ein warmes Bad nehmen und/oder ein warmes Milchgetränk zu sich nehmen.

☐ Nicht zu einem festgelegten Zeitpunkt zu Bett gehen, sondern wenn man schläfrig ist. Daran glauben, daß sich der Schlaf schon einstellen wird.

☐ Schläft man nach zwanzig bis dreißig Minuten noch nicht ein, aufstehen und in ein anderes Zimmer gehen. Dort etwas Beruhigendes oder Entspannendes tun, zum Beispiel lesen. Erst wieder ins Bett gehen, wenn man sich müde fühlt. Sollte man nach dreißig Minuten immer noch nicht eingeschlafen sein, das Ganze wiederholen.

☐ Jeden Tag zur selben Zeit aufstehen, auch am Wochenende oder wenn man nur sehr wenig geschlafen hat. Das ist das Wichtigste, um den Schlaf zu verbessern. Es ist nicht gut, wenn man tagsüber zu schlafen versucht, um entgangenen Schlaf nachzuholen. Ein Schläfchen tagsüber verschlechtert das Schlafmuster; ältere Menschen finden es allerdings schwierig, darauf zu verzichten.

☐ Bei Verspannungen der Halswirbelsäule kann man sich spezielle Kissen anpassen lassen, die Abhilfe schaffen können. Wichtig ist dabei, daß der Abstand von der Schulter zum Hals genau gemessen wird, damit das Kissen nicht auf die Halsschlagader drückt. Hier ist ein gutes Sanitätsfachgeschäft die richtige Adresse.

☐ Jeden Abend sich eine halbe Stunde Zeit nehmen, um für anstehende Probleme Lösungen zu finden. Die Lösungsansätze aufschreiben; versuchen, im Bett nicht mehr an die Sorgen zu denken.

Freunde im selben Boot

Als hilfreich für alle Tinnitus-Betroffenen hat sich der Kontakt mit anderen erwiesen, die »im selben Boot sitzen«. Bei der TRT haben sich schon viele Kontakte entwickelt. Die Teilnehmer belegen die gleichen Kurse und lernen sich dadurch kennen.

Manche Tinnitus-Betroffenen tauschen ihre Telefonnummern aus, um das Bewegungstraining gemeinsam zu absolvieren, um Fahrgemeinschaften zu bilden oder um sich auch außerhalb der Kurse zu treffen. Das kann nach unseren Erfahrungen sehr hilfreich und nützlich sein. Meist fällt ein neues Vorhaben leichter, wenn man es zusammen mit jemandem beginnt, der sich in der gleichen Situation befindet. Man kann sich gegenseitig zu seinen Erfolgen beglückwünschen, gemeinsam Schwierigkeiten besprechen, Tips austauschen und sich gegenseitig den Rücken stärken.

Auf der anderen Seite darf es nicht zu gemeinschaftlichem Jammern und Lamentieren kommen, denn das würde die Habituation hemmen. Gerade eine gemeinsame Teilnahme an der TRT müßte dazu ermutigen, sich mit völlig anderen Dingen als dem Tinnitus zu beschäftigen.

Viele Menschen stellen sich eine Tinnitus-Retraining-Therapie als eine Mühsal ohne Ende vor. Sehen Sie das doch anders, denn Sie haben die Möglichkeit, ein ganz außergewöhnliches Erlebnis daraus zu machen. Sie werden vielleicht nicht einmal mehr die Zeit haben, einen einzigen Gedanken an Ihre Entbehrungen zu verschwenden. In Wirklichkeit hat die TRT vielen Tinnitus-Betroffenen dazu verholfen, wieder Lebensfreude und Spaß empfinden zu können.

▌Die häufigsten Fragen zu Tinnitus

Viele der hier zusammengestellten Fragen von Tinnitus-Betroffenen haben wir auf den vorangegangenen Seiten bereits angesprochen. Dennoch scheint es uns sinnvoll, einige Antworten nochmals im Zusammenhang mit den häufigsten Fragen zusammenzufassen, als eine Art mittelbarer Erfahrungsaustausch unter Menschen mit Tinnitus. Die ganz unterschiedlichen, zum Teil widersprüchlichen Erfahrungen zeigen, daß jeder Tinnitus-Fall ganz individuell betrachtet werden muß und daß jeder Betroffene selbst aktiv erforschen sollte, was ihm guttut.

Was ist Tinnitus?
Tinnitus ist die medizinische Bezeichnung für Ohr- und Kopfgeräusche, welchen kein von außen kommendes Geräusch zugrunde liegt.

Wie häufig tritt Tinnitus auf?
Tinnitus tritt häufig auf: 15 Prozent der Erwachsenen haben oder hatten zeitweise Tinnitus, etwa 8 Prozent sind dadurch beeinträchtigt, und etwa 1 bis 2 Prozent leiden schwer.

Macht Tinnitus schwerhörig?
Tinnitus macht nicht schwerhörig. Er ist aber oft die Folge einer Schwerhörigkeit.

Warum schwankt mein Tinnitus so stark?
Ein in Intensität und Klangcharakter häufig schwankender
Tinnitus ist schwerer zu ertragen als ein gleichbleibendes
Geräusch oder ein gleichbleibender Ton. Wodurch diese
Schwankungen ausgelöst werden, kann heute noch nicht
definiert werden. Es muß sich um Instabilitäten im Innen-
ohr oder im zentralen »Tinnitus-Programm« handeln. Sol-
che Schwankungen haben keinen Einfluß auf den weiteren
Verlauf. Sie sind kein schlechtes prognostisches Zeichen.

Gibt es eine Behandlung, die Tinnitus heilen kann?
Es gibt keine medikamentöse oder nicht-medikamentöse
Methode, welche Tinnitus rasch und mit genügend ge-
sicherter Wirkung heilen kann. Hingegen bieten individuell angepaßte Rehabilitationsprogramme (die allerdings
viele Monate bis hin zu ein bis zwei Jahren dauern) eine
gute Chance für eine dauerhafte Besserung des Tinnitus
und vor allem seiner Auswirkungen.

Wird Tinnitus immer schlimmer?
In diesem Sinn wird auch Ihr Tinnitus nicht zunehmen.
Wie stark Sie in Zukunft unter Ihrem Tinnitus leiden werden, bleibt allerdings offen. Aber auch bei einer schein-
baren Zunahme sinken die Chancen für ein Rehabilitationsprogramm nicht. Sie brauchen deshalb vor der weiteren Entwicklung keine Angst zu haben.

Ist der Tinnitus ein Hinweis auf einen Gehirntumor?
Nur in sehr seltenen Fällen verursacht eine gutartige Ge-
schwulst der Hör- oder Gleichgewichtsnerven (Akustikusneurinom) Tinnitus. Die Befürchtung ist deshalb in den
meisten Fällen unbegründet und darf nach der ärztlichen
Tinnitus-Abklärung ruhig vergessen werden.

Was kann ich tun, damit mein Tinnitus nicht stärker wird?

Es gibt keine vorbeugenden Diäten oder Medikamente. Leben Sie vernünftig und maßvoll, tun Sie alles, was Ihnen guttut.

Können alternativ-medizinische Methoden bei Tinnitus helfen?

Direkt gegen Tinnitus gerichtet, erwiesen sich solche Methoden als wirkungslos. Es kann jedoch sein, daß sie Ihr Befinden auf anderen Gebieten verbessern. Es fällt Ihnen dann auch leichter, Ihre Tinnitus-Probleme zu verarbeiten.

Wo finde ich Hilfe?

Wenden Sie sich an Ihren Hausarzt, einen HNO-Facharzt oder an die Tinnitus-Selbsthilfegruppen (Adressen finden Sie auf Seite 199 f). Wichtig ist in erster Linie, daß Sie sich gründlich informieren. Das Buch, das Sie in den Händen halten, informiert Sie ausführlich. Es kann aber nicht Auskunft darüber geben, wer an Ihrem Wohnort ein Rehabilitationsprogramm durchführt, wie wir es geschildert haben. Die Mitgliedschaft in einer Tinnitus-Selbsthilfegruppe kann Ihnen hier weiterhelfen. Auch über unsere Internet-Seiten können Sie sich darüber informieren.

Ich habe Tinnitus wegen eines Hörschadens. Wird er lauter, wenn ich älter und schwerhöriger werde?

Es ist immer schwierig, etwas über den Verlauf einer Tinnitus-Erkrankung zu sagen. Auch bei Tinnitus ohne Hörschaden ist keine sichere Prognose möglich.

Wie stehen die Chancen, daß mein Tinnitus verschwindet?

Das Ziel der TRT ist die Habituation des Tinnitus, nicht seine Beseitigung. Aus Statistiken können Sie aber entnehmen, daß bei vielen Patienten der Tinnitus sogar verschwunden ist.

Mein Tinnitus hindert mich beim Hören. Werde ich völlig taub?
Diese beiden Krankheitssymptome hängen nicht unbedingt zusammen. Bei einem Hörschaden mit Tinnitus ist die akustische Wahrnehmung immer sehr erschwert. Siehe dazu auch die Hörbilder auf Seite 98 f.

Ich leide unter Hörverlust. Warum kann ich manche Geräusche nicht aushalten? Manchmal ist alles zu laut.
Eventuell handelt es sich um eine Hyperakusis. Dies sollten Sie von einem HNO-Facharzt abklären lassen.

Warum wird mein Tinnitus beim Gähnen, Blinzeln, Kauen lauter?
Dieses häufig berichtete Phänomen kann nur individuell abgeklärt werden.

Ich habe gelesen, daß Akupunktur, Heilkräuter, Magnete, Reflexzonenmassage oder Hypnose bei Tinnitus helfen. Was soll ich probieren?
Abzuraten ist vom »Therapie-Hopping«. Sie sollten nicht wahllos Therapieangebote annehmen, sondern mit Ihrem Arzt besprechen, welche Therapie für Sie am besten ist.

Ich glaube, die Tabletten, die ich für (...) nehme, verschlimmern meinen Tinnitus. Soll ich sie nicht mehr einnehmen?
Dies ist mit dem verordnenden Arzt abzuklären.

Ein Hörgerät verschlimmert meinen Tinnitus, aber ich würde gerne besser hören!?
Suchen Sie einen erfahrenen Hörakustiker auf, der eine Ausbildung zum Tinnitus-Experten absolviert hat.

Ich habe Tinnitus in einem Ohr. Muß ich zwei Geräte tragen?
Ja.

Muß ich den Sanus-Noiser für immer tragen?
Nein. Nur bis die Habituation eingesetzt hat.

Mein Tinnitus kommt und geht, soll ich den Noiser jeden Tag tragen?
Ja.

Ich muß bei der Arbeit Ohrenschützer tragen. Aber dadurch bemerke ich meinen Tinnitus stärker. Was kann ich tun?
Versuchen Sie, den Hörschutz mit den Sanus-Noisern zu kombinieren.

Kann Tinnitus durch den Sanus-Noiser lauter werden?
Bei den wenigsten Menschen ist die Tinnitus-Wahrnehmung immer gleichmäßig. Diese Schwankungen sind vom Sanus-Noiser unabhängig.

Warum muß ich so oft zur Therapie kommen?
Der Therapieerfolg hängt von einer regelmäßigen Überwachung ab.

Ich habe schon ein Hörgerät. Reicht das nicht?
Nein.

Warum darf ich den Tinnitus nicht maskieren?
Die Erfahrungen mit der Maskierung (Übertönung) sind unbefriedigend.

Mein Tinnitus ist sehr alt. Kann ich ihn jetzt noch habituieren?
Die Therapie ist für chronische Fälle entwickelt worden. Es gibt sehr viele Beispiele einer gelungenen Therapie.

Übernimmt die Krankenkasse die gesamten Kosten?
Die meisten gesetzlichen Krankenkassen übernehmen die Kosten nur für die Sanus-Noiser. Es handelt sich dabei jedoch immer noch um Einzelfall-Entscheidungen.

Kann ich selbst aufgewendete Kosten für die TRT und damit zusammenhängende Fahrtkosten beim Finanzamt absetzen?
Hier kann Ihnen der Steuerberater weiterhelfen.

Was gehört zur Behandlung?
Counselling, Sanus-Noiser, psychologische Begleitung und aktive Mitarbeit des Betroffenen.

Kann ich den Sanus-Noiser einfach kaufen?
Nein. Beratung und Begleitung sind unbedingt erforderlich.

Wirkt der Sanus-Noiser nur tagsüber, oder ist es gut, ihn auch nachts zu tragen – und warum?
Viele tragen den Sanus-Noiser nachts sehr gern, um besser durchschlafen zu können.

Kann mir die TRT helfen, obwohl ich seit fünfzehn Jahren Masker trage?
Ja. Sanus-Noiser unterscheiden sich grundlegend.

Wann sind Ohrstöpsel ratsam und warum?
Ohrstöpsel sind immer dann angezeigt, wenn der Lärm auch Normalhörende schädigen würde.

Warum soll ich keine Ohrstöpsel tragen, wenn ich Hyperakusis habe?
Damit die Desensibilisierung nicht gestört wird.

Aufgabenbereich des Hörakustikers

Bei der kooperativen Betreuung von Tinnitus-Betroffenen hat der Hörakustiker im wesentlichen folgende Aufgaben:

■ Ermittlung der akustischen Kenndaten, Beratung und Festlegung der Kriterien für die Anpassung

☐ Vorgespräch
☐ Erläuterung des Ablaufs der Anpassung
☐ Beratung über Möglichkeiten der apparativen Versorgung (Masker, Sanus-Noiser, Hörgerät, Zubehör)
☐ Fragebogen nach Goebel
☐ Audiometrische Messungen:
Hörverlust, Unbehaglichkeitsgrenze, Lautheitsskalierung, Ermittlung der Tinnitus-Parameter (Lautheit, Matching, Skalierung des Tinnitus, Hörschwelle für weißes Rauschen, minimale Verdeckung, Nachverdeckungseffekte)
☐ Untergruppenbestimmung (erste Klassifikation durch HNO-Facharzt)
☐ Erläuterung der Ergebnisse und Darstellung der Möglichkeiten einer Versorgung
☐ Auswahl, Form, Bauart und Entscheidung ein-/beidohrig
☐ Otoplastik

■ Abdrucknahme

■ Vergleichende Anpassung unter Berücksichtigung des akustischen Übertragungsverhaltens der Hörsysteme[1]

☐ In-situ-Messungen
☐ Kontrolle am Kuppler
☐ subjektive Überprüfung (wie Pitchmatch, individueller Fragebogen etc.)
☐ Lautheitsskalierung
☐ Toleranztest
☐ Kontrolle der Diskrimination
☐ Verhalten bei Störschall
☐ Einflüsse durch Zubehör

■ Dokumentation

☐ Anpaßbericht für den Kostenträger
☐ Bericht für das Team (HNO-Facharzt, Hörakustiker, Psychologe)
☐ Hör-/Tinnitus-Paß
☐ Dokumentation der Sonderanfertigung

■ Teambesprechung – Nachsorge

■ Allgemeine Aspekte der Nachsorge

☐ Festes Follow-Up-Raster (mindestens drei Termine im ersten Vierteljahr, danach ein Termin pro Vierteljahr bis zum Ablauf von zwei Jahren)
☐ Wiederholte vertiefende Beratungsgespräche

1 Hörsystem = Masker, Sanus-Noiser, Hörgerät, Tinnitus-Instrument, Zubehör wie aktiver und passiver Lärmschutz, Schlafhilfen, Freifeldmasker etc.

- ☐ Klärung von Fragen
- ☐ Fragebogen nach Goebel (halbjährlich)
- ☐ Subjektive Skalierung des Lautheits- und des Belästigungsgrades (evtl. Pitchmatch-Messungen)
- ☐ Informationen über weiteres Beratungsangebot und Literatur

■ Spezielle Aufgaben in der Nachsorge

- ☐ Bedienung, Pflege, Wartung
- ☐ Wiederholte Nachkontrollen
- ☐ Umgang mit den Hörsystemen
- ☐ Förderung der positiven Einstellung
- ☐ Motivationshilfen
- ☐ Beratung/Anpassung/Nachsorge der technischen Zusatzausstattungen
- ☐ Situatives Hörtraining und Hörtaktik
- ☐ Zuordnung von Geräuschen
- ☐ Selektionsübungen
- ☐ Orientierungsübungen
- ☐ Fokussierungsübungen
- ☐ Hilfestellung bei der Entwicklung von Strategien im Umgang mit dem Tinnitus

Beurteilung und Bewertung von Ohrgeräuschen

Nach dem Bundesversorgungsgesetz (Stand 1996):

Ohrgeräusche/Tinnitus	GdB/MdE[1]
Ohne nennenswerte psychische Begleiterscheinungen	0 bis 10
Mit erheblichen psychischen Begleiterscheinungen	20
Mit wesentlicher Einschränkung der Erlebnis- und Gestaltungsfähigkeit	30 bis 40
Mit schweren psychischen Störungen und sozialen Anpaßschwierigkeiten	50

1   GdB = Grad der Behinderung; MdE = Minderung der Erwerbsfähigkeit

Adressen

Selbsthilfegruppen

In Deutschland

Deutsche Tinnitus-Liga
Postfach 349
D-42353 Wuppertal
Tel. (02 02) 24 65 20
Fax (02 02) 4 67 09 32

Die Deutsche Tinnitus-Liga unterhält an vielen Orten Regionalkreise. Die aktuellen Adressen erhalten Sie über die Zentrale in Wuppertal. Hier sind auch die Adressen der Tinnitus-Kliniken zu erfragen.

Deutscher Schwerhörigenbund (DSB)
Schiffbauerdamm 13
D-10117 Berlin
Tel. (0 30) 28 07 -877 oder -878

Hyperakusis-Selbsthilfegruppe
Ulmenstraße 7
D-60325 Frankfurt am Main
Tel. (0 69) 72 18 99

Vereinigung Akustikus-Neurinom e.V.
Brunnenweg 3 b
D-24211 Preetz
Tel. (0 43 42) 55 52

In Österreich

Österreichischer Schwerhörigenbund (ÖSB)
Radegunder Straße 10
A-8045 Graz
Tel. (00 43) 3 16 / 67 13 27

In der Schweiz

Schweizerische Tinnitus-Liga (STL)
Meiengartenstraße 2
CH-8645 Jona
Tel. (00 41) 55 / 210-4279

Schleudertrauma-Verband
Ulrichstraße 14
CH-8032 Zürich
Tel. (00 41) 1 / 3 88 57 00

TRT-Team Rhein-Main-Gebiet

Dr. med. Christian Hellweg
HNO-Facharzt
Goethestraße 3
D-60313 Frankfurt am Main
Tel. (0 69) 28 82 82
Fax (0 69) 28 21 11

Gabriele Lux-Wellenhof
Lux/Akustika Hörgeräte
Schäfergasse 17
D-65292 Frankfurt am Main
Tel. (0 69) 29 36 77

Petra Bühler
Diplom-Psychologin
Meisengasse 8
D-60313 Frankfurt am Main
Tel. (0 69) 28 20 28

TRT-Team im Internet:
http://www.Tinnitus-Retr-Hyperakus.de

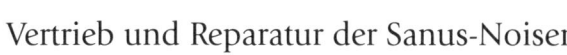 Vertrieb und Reparatur der Sanus-Noiser

Hansaton Akustik GmbH
Stückenstraße 48
D-22081 Hamburg
Tel. (0 40) 29 80 11 0
Fax (0 40) 29 80 11 28

█ Literatur

Barrow, John D.: The artful universe. Oxford University Press, New York 1995.

Biesinger, Eberhard, in: *HNO-Nachrichten* 26/1996, Heft 6.

Biesinger, Eberhard: Die Behandlung von Ohrgeräuschen. Georg Thieme Verlag, Stuttgart 1996.

Coles, Ross / Hazell, Jonathan: The Seventeenth European Instructional Course on »Tinnitus & its Management« 13 – 17 April 1997, University of Nottingham, U.K.

Feldmann, Harald (Hg.): Tinnitus. Georg Thieme Verlag, Stuttgart 1992.

Ganz, Franz-Josef: Ohrgeräusche. Georg Thieme Verlag, Stuttgart 1986.

Hallam, Richard: Leben mit Tinnitus. Rowohlt Taschenbuch Verlag, Reinbek bei Hamburg 1996.

Hesse, Gerhard / Nelting, Manfred / Schaaf, Helmut: Tinnitus: Leiden und Chance. Profil Verlag, München 1997.

Jakes, S. C.: Kognitive Gruppentherapie für Patienten: Anwendung bei Tinnitus. Tunbridge Wells Health Authority.

Jastreboff, Pawel / Jastreboff, Margaret: The Third Course on Tinnitus Retraining Therapy for Management of Tinnitus & Hyperacusis, University of Maryland, Baltimore, USA.

Kellerhals, Bernhard / Zogg, Regula: Tinnitus-Hilfe, S. Karger Verlag, Freiburg und Basel 2. Aufl. 1997.

Schneider, Elisabeth: Achtung: Kiefergelenk hört mit! Wirbel Verlag, München 1995.

Tönnies, Sven: Leben mit Ohrgeräuschen. Roland Asanger Verlag, Heidelberg 1991.

Vaitl, Dieter / Petermann, Franz (Hg.): Handbuch der Entspannungsverfahren, Bd. 1., Psychologie-Verlags-Union, Weinheim 1993.

Watzlawick, Paul: Anleitung zum Unglücklichsein. Verlag R. Piper, München Neuausgabe 1997.

Anhang

Die Autoren

Dr. med. Christian Hellweg, HNO-Facharzt

Dr. med. Christian Hellweg, geboren 1950 in Berlin, studierte Medizin in Göttingen. Als Stipendiat der Studienstiftung arbeitete er 1972 ein Jahr an der University of California, Department of Neurosciences in San Diego/USA. Anschließend folgte ein Zweitstudium im Fach Physik, das er 1977 abschloß. Während dieser Zeit und weiter bis zum Jahr 1979 bekleidete er eine Stelle als wissenschaftlicher Assistent am Max-Planck-Institut für biophysikalische Chemie in Göttingen.

Im Rahmen seiner Facharztausbildung war er dann an der Medizinischen Hochschule Hannover sowie an der HNO-Klinik der Universität Erlangen tätig. Während dieser Zeit veröffentlichte er zahlreiche wissenschaftliche Arbeiten, unter anderem über das Problem des Tinnitus nach Durchschneidung des Hörnerven.

Seit 1983 ist Dr. Hellweg mit einer eigenen Praxis in Frankfurt am Main niedergelassen. Er hat sich auf die Untersuchung und Behandlung von Erkrankungen des Innenohres einschließlich des Gleichgewichtsorgans spezialisiert. In seiner Tinnitus-Tagesklinik wird seit 1996 die Tinnitus-Retraining-Therapie angeboten.

Dr. Christian Hellweg, Gabriele Lux-Wellenhof und Petra Bühler bilden eines der ersten TRT-Teams in Deutschland.

Gabriele Lux-Wellenhof, Hörakustik-Meisterin

Gabriele Lux-Wellenhof, Jahrgang 1952, ist mit dem Thema Tinnitus und Hyperakusis schon sehr lange und intensiv vertraut. In den siebziger Jahren war sie – vor ihrer Ausbildung zur Hörakustik-Meisterin – in der Universitätsklinik in Bonn tätig und dort zusammen mit Professor Opitz und Professor von Wedel an einer Forschungsarbeit über Tinnitus beteiligt.

1984 lernte sie für einen gewissen Zeitraum Tinnitus und Hyperakusis als Patientin kennen. Diese Erfahrung motivierte sie, sich noch intensiver diesem Thema zu widmen.

Auslandsaufenthalte und Besuche in den führenden Kliniken in Baltimore und Nottingham bei den Spezialisten Jastreboff sowie Coles und Hazell brachten sie mit der Tinnitus-Retraining-Therapie in Berührung. Weitere Seminare bildeten die Grundlage für das diesbezügliche Engagement in ihrem Unternehmen Lux/Akustika Hörgeräte.

Petra Bühler, Diplom-Psychologin

Petra Bühler, Jahrgang 1968, studierte an der Technischen Universität in Darmstadt Psychologie mit Schwerpunkt Klinische Psychologie und Psychosomatik, unter anderem bei Professor Dr. Thomas Bernhard Seiler. Bereits während ihres Studiums konzentrierte sich ihr Interesse auf das Gebiet der Phantomwahrnehmung. Auch in ihrer Diplomarbeit beschäftigte sie sich mit der Entwicklung kognitiver Strukturen und Schemata.

Es folgten Zusatzausbildungen in Hypnotherapie und NLP (Neurolinguistisches Programmieren) bei Dr. Wolfgang Lenk, Berlin, und in Klientenzentrierter Gesprächspsychotherapie in der GWG (Gesellschaft für wissenschaftliche Gesprächsführung), Köln. Außerdem ist sie ausgebildete Yoga-Lehrerin.

▌Abbildungsverzeichnis

Stichwortverzeichnis

Dr. med. Paula Maas/Deborah Mitchell
Endlich frei von Kopfschmerzen
Das umfassende Praxisbuch der natürlichen Heilmethode

Ein umfassendes Standardwerk, das Kopfschmerzgeplagte jeden Typs über mögliche Ursachen
informiert und mit allen verfügbaren natürlichen Heilmethoden bekannt macht:
Entspannungsverfahren, Bewegungstherapien, Akupunktur, Massagetechniken, Physikalische
Therapie, Ernährungsumstellung, Pflanzenheilkunde, Aromatherapie, Homöopathie sowie
schulmedizinische Verfahren.

386 Seiten, gebunden, ISBN 3-7205-2008-0

Donald Norfolk
Endlich frei von Rückenschmerzen
So werden Sie wieder beweglich und fit

Achtzig Prozent aller Erwachsenen leiden unter Rückenschmerzen, die sich letztlich immer
auf eine gestörte Biomechanik zurückführen lassen. Das Buch des bekannten Chirotherapeu-
ten hilft, die individuellen Ursachen Ihrer Beschwerden aufzuspüren und ganzheitlich selbst zu
behandeln. Das Besondere dabei: Die Biomechanik des gesamten Körpers wird wieder
harmonisiert – Rückenschmerzen verschwinden, weil ihre Ursachen aufgelöst werden.

225 Seiten, gebunden, 30 Abbildungen, ISBN 3-7205-1685-7

Donald Norfolk
Nie mehr müde und erschöpft
Frisch und vital in 28 Schritten

Praxisnah und in 28 Schritten erläutert dieser bewährte Ratgeber des britischen Therapeuten
und Heilpraktikers die vielfältigen Ursachen der verbreiteten Volkskrankheit ›Chronische
Müdigkeit‹. Wer mit Hilfe dieses Buches die persönlichen Ursachen aufspürt und angeht, wird
sich rasch als ›neuer Mensch‹ fühlen.

208 Seiten, kartoniert, ISBN 3-7205-1432-3

Alle diese Bücher erhalten Sie in jeder Buchhandlung.
Ein farbiges Büchermagazin mit den lieferbaren Titeln des Ariston Verlages
senden wir Ihnen auf Wunsch gerne zu.

ARISTON VERLAG · KREUZLINGEN/MÜNCHEN

Hauptstraße 14, CH-8280 Kreuzlingen, Tel. 071/672 72 18, Fax 071/672 72 19
Karl-Theodor-Straße 29, D-80803 München, Tel. 089/38 40 68-0, Fax 089/38 40 68-10

Paul Uccusic
Doktor Biene
Heilkraft aus dem Bienenstock

Süßer Honig statt bittere Pillen! Das alte Wissen um die Wirkkraft von Bienenprodukten wird heute wieder zunehmend genutzt. Dieses Buch informiert über die wunderbare Heilkraft von Honig, Pollen, Gelée royale, Propolis, Bienenwachs und Apis – als Antibiotikum, bei Wechseljahrsbeschwerden, in der Krebstherapie, bei Wunden, Magengeschwüren, Augenentzündungen, juckenden Ekzemen und vielem mehr.

198 Seiten, kartoniert, ISBN 3-7205-1983-X

Dr. med. Margarete Raida
Überlisten Sie die Zahl Ihrer Jahre!
Jugend aus der Apotheke und anderen Quellen der Gesundheit

Es gibt eine Fülle von pflanzlichen homöopathischen und chemischen Substanzen, altbewährten Hausmitteln und neuentwickelten Regenerationstherapeutika, die wahre Wunder wirken. Die klinikerfahrene Ärztin erläutert bewährte und neueste Verjüngungsmethoden, die dazu beitragen, auf natürlichem Weg die Vitalkraft und Lebensqualität wiederherzustellen und zu erhalten.

190 Seiten, gebunden, ISBN 3-7205-1569-9

Dr. med. Ingfried Hobert
Das Handbuch der natürlichen Medizin
Ein praktischer Führer zu ganzheitlichen Heilweisen

Dr. Hobert hat sich als praktizierender Allgemeinarzt intensiv mit den Ursachen von Krankheiten und der Vorbeugung gegen das Krankwerden befaßt, er hat Gesundheit als ganzheitlichen Zustand erforscht und sich mit der Naturmedizin anderer Kulturen beschäftigt. Dieses Standardwerk erläutert Alternativen zu Apparaten und Pillen und bietet schnelle und umfassende Information zu allen wichtigen Naturheilweisen wie Heilkräuter, Atemtherapie, Steinheilkunde, Kneipptherapie, Heilmassage, Ernährungstherapie, Akupressur, Reiki und schamanische Meditation.

245 Seiten, kartoniert, ISBN 3-7205-1949-X

Alle diese Bücher erhalten Sie in jeder Buchhandlung.
Ein farbiges Büchermagazin mit den lieferbaren Titeln des Ariston Verlages
senden wir Ihnen auf Wunsch gerne zu.

ARISTON VERLAG · KREUZLINGEN/MÜNCHEN

Hauptstraße 14, CH-8280 Kreuzlingen, Tel. 071/672 72 18, Fax 071/672 72 19
Karl-Theodor-Straße 29, D-80803 München, Tel. 089/38 40 68-0, Fax 089/38 40 68-10

Sylvia Schneider
O sole mio
Gesund mit der Sonne

»Safer Sun« – alles über den richtigen Umgang mit der Sonne. Das Buch ist ein unverzichtbarer Begleiter für Strand und Skipiste, Garten und Spielplatz, Radtour und Wanderung. Es informiert über die lebenswichtige Wirkung des Sonnenlichts für unsere körperliche und seelische Gesundheit. Mit der notwendigen Deutlichkeit wird aber auch auf Fehler und Gefahren im Umgang mit der Sonne – und auf den Schutz vor ihnen – hingewiesen.

165 Seiten, kartoniert, ISBN 3-7205-1951-1

Dr. med. Margarete Raida
Kursbuch der Vitamine
Gesundheit nach Maß: Tests, Tabellen, Rezepte

Anhand von 130 Testfragen hilft dieses Buch, Ihren individuellen Vitaminbedarf zu ermitteln. Es bietet umfangreiche Informationen über Vitamine, über ihre Wirkung, ihr Vorkommen in Lebensmitteln und deren richtige Lagerung und Zubereitung. Ausgesuchte Rezeptvorschläge vermitteln Spaß an gesunder, vitaminreicher Ernährung.

203 Seiten, kartoniert, ISBN 3-7205-1516-8

Eric Meyer (Hrsg.)
Das große Handbuch der Homöopathie
Ein Ratgeber für die ganze Familie

Homöopathische Mittel mobilisieren die körpereigenen Abwehrmechanismen und Selbstheilkräfte, sie sind wirkungsvoll und belasten den Körper nicht mit Nebenwirkungen. Dieses umfassende Nachschlagewerk eines Expertenteams beschreibt über 350 Krankheitsbilder, nennt mögliche Ursachen und empfiehlt geeignete homöopathische Mittel. Es bietet auch eine allgemeine Einführung in die Homöopathie, in das Wesen der Gesundheit, ihre Erhaltung und Wiederherstellung aus ganzheitlicher Sicht.

318 Seiten, gebunden, ISBN 3-7205-1567-2

Alle diese Bücher erhalten Sie in jeder Buchhandlung.
Ein farbiges Büchermagazin mit den lieferbaren Titeln des Ariston Verlages senden wir Ihnen auf Wunsch gerne zu.

ARISTON VERLAG · KREUZLINGEN/MÜNCHEN

Hauptstraße 14, CH-8280 Kreuzlingen, Tel. 071/672 72 18, Fax 071/672 72 19
Karl-Theodor-Straße 29, D-80803 München, Tel. 089/38 40 68-0, Fax 089/38 40 68-10

Kevin und Barbara Kunz
Das große Buch der Reflexzonenmassage
Selbstbehandlung an Hand und Fuß

Die Reflexzonenmassage – das Beeinflussen von Körperorganen über bestimmte Bereiche an Händen und Füßen – ist eine äußerst wirksame Methode der Physiotherapie. Sie fördert die Entspannung, hat einen günstigen Einfluß auf einzelne Körperregionen und Organe, sie hilft bei zahlreichen Beschwerden und Erkrankungen. Aus vieljähriger Erfahrung in der Reflexzonenarbeit haben die Autoren alle Techniken in diesem Buch zusammengestellt und jeden Griff genau beschrieben.

255 Seiten, zahlreiche Abbildungen, gebunden, ISBN 3-7205-1433-1

Thomas Scherz
Das Praxisbuch der Mentaltechniken

Seinem Leben eine positive Wendung zu geben – gesundheitlich, beruflich oder im Umgang mit sich selbst und anderen –, mentale Techniken helfen dabei. Der Autor führt in alle wichtigen Mentaltechniken ein: Selbsthypnose, positives Denken, autogenes Training, Imagination und Visualisierung, Suggestion und Meditation. Außerdem bietet er viele praxiserprobte Übungen für alle Bereiche des Lebens.

271 Seiten, gebunden, ISBN 3-7205-1953-8

Dr. med. J. Wayne McFarland/Elman J. Folkenberg
Wie Sie in fünf Tagen das Rauchen aufgeben

So wurden Hunderttausende zu Nichtrauchern! Das Erfolgsgeheimnis des Fünf-Tage-Plans liegt darin, daß er ohne jede Schwierigkeit überall – zu Hause ebenso gut wie am Arbeitsplatz – durchgeführt werden kann. Die von dem Arzt J. W. McFarland und dem Psychologen E. J. Folkenberg entwickelte Methode wird in den USA von zahlreichen Ärzten und an vielen Kliniken angewandt. In Frankreich wird die Methode offiziell von der »Ligue Vie et Santé« empfohlen.

109 Seiten, kartoniert, ISBN 3-7205-1354-8

Alle diese Bücher erhalten Sie in jeder Buchhandlung.
Ein farbiges Büchermagazin mit den lieferbaren Titeln des Ariston Verlages senden wir Ihnen auf Wunsch gerne zu.

ARISTON VERLAG · KREUZLINGEN/MÜNCHEN

Hauptstraße 14, CH-8280 Kreuzlingen, Tel. 071/672 72 18, Fax 071/672 72 19
Karl-Theodor-Straße 29, D-80803 München, Tel. 089/38 40 68-0, Fax 089/38 40 68-10

Robert Dehin
Gesund und schön mit Aloe vera
Anwendung – Rezepte – Selbstheilung

Die Heilpflanze Aloe vera läßt sich äußerst vielfältig nutzen, ihre präventiven und therapeutischen Wirkungen sind wissenschaftlich dokumentiert – jetzt macht sie auch als natürliches Schönheitsmittel Karriere. Dieses Buch zeigt, wie man Heil- und Schönheitsmittel aus Aloe vera selbst herstellt. Es informiert über die Züchtung und Pflege der Pflanze in Haus und Garten sowie über die eigene Aufbereitung für den Gebrauch und stellt die vielfältigen kosmetischen und therapeutischen Einsatzmöglichkeiten vor.

255 Seiten, kartoniert, ISBN 3-7205-1979-1

Robert Sachs
Tibetisches Ayurveda
Gesundheit zum Leben

Für den Westen entdeckt: Das Heilsystem der tibetischen Weisen. Dieses Buch hilft, die ganzheitlichen Heilungskonzepte der tibetischen Medizin in den Dienst unseres täglichen Wohlbefindens zu stellen. Hauptanliegen ist eine gesunde Lebensweise und damit die wirksame Vorbeugung gegen Krankheiten. Dazu müssen die uns innewohnenden Selbstheilungskräfte und das Zusammenwirken von Körper, Geist und Seele als wesentliche Grundlagen unserer Gesundheit erkannt und genutzt werden.

254 Seiten, gebunden, ISBN 3-7205-1965-1

Dr. med. Helmut Golz
Kombucha
Ein altes Teeheilmittel bringt neue Gesundheit

Es gibt kaum ein Leiden, kaum einen Schmerz, bei dem in Ostasien nicht Kombucha empfohlen wird. Auf der Grundlage alter asiatischer Rezepte und der jahrelangen Forschungsarbeit von Dr. Rudolf Sklenar hat der Autor dieses Lehr- und Anwendungsbuch erarbeitet, das uns die vielfältige Heil- und Stärkungskraft von Kombucha wieder zugänglich macht. Das Teeheilmittel aktiviert körpereigene Abwehrkräfte, stabilisiert das Immunsystem und hilft seelisch-nervliche Tiefs zu überwinden.

128 Seiten, kartoniert, ISBN 3-7205-1596-6

Alle diese Bücher erhalten Sie in jeder Buchhandlung.
Ein farbiges Büchermagazin mit den lieferbaren Titeln des Ariston Verlages
senden wir Ihnen auf Wunsch gerne zu.

ARISTON VERLAG · KREUZLINGEN/MÜNCHEN

Hauptstraße 14, CH-8280 Kreuzlingen, Tel. 071/672 72 18, Fax 071/672 72 19
Karl-Theodor-Straße 29, D-80803 München, Tel. 089/38 40 68-0, Fax 089/38 40 68-10